湖南省基本医疗保险、工伤保险和生育保险药品目录

（2018 年版）

湖南省人力资源和社会保障厅

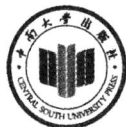

中南大学出版社
www.csupress.com.cn

图书在版编目（CIP）数据

湖南省基本医疗保险、工伤保险和生育保险药品目录：
2018 年版／湖南省人力资源和社会保障厅主编． -- 长沙：
中南大学出版社，2018.8
ISBN 978 - 7 - 5487 - 3354 - 6

Ⅰ. ①湖… Ⅱ. ①湖… Ⅲ. ①医疗保险 - 药品 - 目录
- 湖南②工伤事故 - 劳动保险 - 药品 - 目录 - 湖南③生育
- 社会保险 - 药品 - 目录 - 湖南 Ⅳ. ①R97 - 63

中国版本图书馆 CIP 数据核字（2018）第 197027 号

湖南省基本医疗保险、工伤保险和生育保险药品目录(2018 年版)

主 编 湖南省人力资源和社会保障厅

□**责任编辑** 谢新元
□**责任印制** 易红卫
□**出版发行** 中南大学出版社
　　　　　社址：长沙市麓山南路　　　邮编：410083
　　　　　发行科电话：0731 - 88876770　　传真：0731 - 88710482
□**印　　装** 长沙理工大印刷厂

□**开　　本** 787×1092　1/16　　□**印张** 20.5　　□**字数** 522 千字
□**版　　次** 2018 年 8 月第 1 版　　□2018 年 8 月第 1 次印刷
□**书　　号** ISBN978 - 7 - 5487 - 3354 - 6
□**定　　价** 50.00 元

图书出现印装问题，请与经销商调换（0731 - 84436616）

湖南省人力资源和社会保障厅
关于印发湖南省基本医疗保险、工伤保险和生育保险药品目录（2018年版）的通知

湘人社发〔2018〕41号

各市州人力资源和社会保障局、省直相关单位：

根据人力资源社会保障部《关于印发国家基本医疗保险、工伤保险和生育保险药品目录（2017年版）的通知》（人社部发〔2017〕15号）和《关于将36种药品纳入国家基本医疗保险、工伤保险和生育保险药品目录乙类范围的通知》（人社部发〔2017〕54号）要求，结合我省实际，通过专家评审，对国家目录中的乙类药品进行了调整，形成了《湖南省基本医疗保险、工伤保险和生育保险药品目录（2018年版）》（以下简称《药品目录》），经省人民政府批准，并报人力资源社会保障部审核同意，现印发各地，并就有关事项通知如下，请一并贯彻执行。

一、严格药品目录支付范围

1. 《药品目录》分为凡例、西药、中成药、中药饮片四部分。凡例是对《药品目录》的编排格式、名称剂型规范、限定支付范围等内容的解释和说明，西药部分包括了化学药和生物制品，中成药部分包括了中成药和民族药，中药饮片部分包括生药及炮制后的药材及饮片（不包括中药配方颗粒）。西药部分和中成药部分采用准入法，规定基金准予支付费用的药品，中药饮片部分采用排除法，规定基金不予支付费用的饮片，参保人员使用目录内西药、中成药及目录外中药饮片发生的费用，按基本医疗保险、工伤保险、生育保险有关规定支付。

2. 国家免费提供的抗艾滋病病毒药物和国家公共卫生项目涉及的抗结核病药物、抗疟药物和抗血吸虫病等药物，参保人员使用且在公共卫生支付范围的，基本医疗保险、工伤保险和生育保险基金不予支付。

3. 对临床紧急抢救与特殊疾病治疗所必需的目录外药品，各统筹地区可探索建立协议医疗机构申报制度，明确相应的审核管理办法，相关文件报省厅审核备案后执行。

4. 经药品监督管理部门批准的治疗性医院制剂，由统筹地区人力资源社会保障部门组织有关专家咨询论证，制定限定协议医疗机构使用的医院制剂清单和支付办

法，报省厅核准备案后，可纳入基本医疗保险、工伤保险和生育保险基金支付范围。在长沙的部省属医疗机构医院制剂纳入基本医疗保险、工伤保险和生育保险基金支付范围的支付办法，由省厅制定。

二、完善药品目录分类支付政策

5. 《药品目录》西药部分和中成药部分，基本医疗保险支付时，区分甲、乙类，甲类药品全额纳入基金支付范围，乙类药品原则上设定个人先行自付比例，由参保人员先行自付一定比例费用后，再按规定由基金支付。为便于全省异地就医结算和待遇保障水平均衡统一，乙类药品个人先行自付比例由省厅统一设置，对主要起辅助治疗作用的药品，适当加大个人自付比例。工伤保险和生育保险支付时，不区分甲、乙类，全额纳入基金支付范围。

6. 符合规定的中药饮片费用，纳入基本医疗保险、工伤保险、生育保险基金支付时不设置个人先行自付比例。

三、加强药品目录使用管理

7. 根据人力资源社会保障部要求，在应用《社会保险药品分类与代码》行业标准基础上，省厅将建立并发布全省统一的药品数据库，实现省域范围内西药、中成药、医院制剂、中药饮片的统一管理。各统筹地区要及时更新本地经办信息系统，确保与定点医药机构数据及时对接，确保《药品目录》顺利执行。

8. 各统筹地区要结合《药品目录》管理规定以及卫生计生等部门制定的处方管理办法、临床技术操作规范、临床诊疗指南和药物临床应用指导原则等，将协议医药机构执行使用《药品目录》情况纳入服务协议管理和考核范围。建立健全基本医疗保险医疗服务智能监控系统和社会保险药品使用监测分析体系，重点监测用量大、费用支出多且可能存在不合理使用的药品，监测结果以适当方式向社会公布。要发挥临床药师的作用，激励医疗机构采取有效措施促进临床合理用药。

四、做好与谈判药品政策衔接

9. 人力资源社会保障部《关于将 36 种药品纳入国家基本医疗保险、工伤保险和生育保险药品目录乙类范围的通知》（人社部发〔2017〕54 号）、湖南省人力资源和社会保障厅《关于将 36 种药品纳入湖南省基本医疗保险、工伤保险和生育保险药品目录乙类范围的通知》（湘人社发〔2017〕57 号）规定的 36 种国家谈判药品纳入《药品目录》乙类管理范围，参保患者住院使用，执行本《药品目录》规定的医保支付标准、自付比例、限定支付范围及统筹地区医保住院管理相关规定。对于陆续上市的上述谈判药品的仿制药，自动纳入《药品目录》，其支付标准暂按仿制药实际市场销售价格执行，但不得超过国家谈判品种的支付标准。如仿制药规格与谈判药品不一致的，参照《国家发展改革委关于印发〈药品差比价规则〉的通知》（发改价格〔2011〕2452号）计算。

10. 对《药品目录》内的部分国家谈判药品和经过省级医保价格谈判的高值药品，将继续实行特药管理，以发挥协议药店在医保药品供应保障方面的积极作用。具体特药名单、待遇标准及管理办法另行发布。

五、做好药品目录组织实施工作

11. 《药品目录》于2018年9月1日起正式执行，各统筹地区要在2018年8月底前完成信息系统数据更新工作。《药品目录》执行后，既往文件与《药品目录》有关规定冲突的，按《药品目录》规定执行。

12. 各统筹地区不得以任何名义调整或另行制订《药品目录》，不得擅自调整自付比例和限制使用范围，要严格执行《药品目录》和《处方管理办法》有关药品通用名称等规范处方使用的规定，广泛使用西药通用名称、中成药正式用名；要按照药品通用名称支付参保人员药品费用，不得按商品名进行限定，不能以药品数据库没有更新为由拒付参保人员费用。

13. 《药品目录》由省人力资源社会保障厅负责解释。省厅将根据国家政策规定逐步建立医保目录用药范围动态调整机制。各统筹地区要加强对《药品目录》执行情况的监督检查，遇有重大问题，请及时报告。

湖南省人力资源和社会保障厅

2018年7月2日

凡　例

　　《湖南省基本医疗保险、工伤保险和生育保险药品目录（2018 年版）》（简称《药品目录》）是基本医疗保险、工伤保险和生育保险基金支付药品费用的标准。临床医师根据病情开具处方、参保人员购买与使用药品不受《药品目录》的限制。

　　"凡例"是对《药品目录》中药品的分类与编号、名称与剂型、备注等内容的解释和说明，是《药品目录》的组成部分，其内容与目录正文具有同等政策约束力。

一、目录构成

　　（一）《药品目录》西药部分和中成药部分所列药品为基本医疗保险、工伤保险和生育保险基金准予支付费用的药品，共 2818 个，包括西药 1455 个，中成药 1363 个（含民族药 91 个）。其中仅限工伤保险基金准予支付费用的品种 9 个；仅限生育保险基金准予支付费用的品种 4 个。

　　（二）《药品目录》收载的西药甲类药品 402 个，中成药甲类药品 192 个，其余为乙类药品。基本医疗保险基金支付药品费用时区分甲、乙类，工伤保险和生育保险支付药品费用时不分甲、乙类。

二、编排与分类

　　（三）药品分类及分类代码执行《社会保险药品分类与代码》行业标准。药品分类西药主要依据解剖－治疗－化学分类（ATC），中成药主要依据功能主治分类。临床具有多种治疗用途的药品，选择其主要治疗用途分类。临床医师依据病情用药，不受《药品目录》分类的限制。

　　（四）西药、中成药分别按药品品种编号。同一品种只编一个号，重复出现时标注"★"，并在括号内标注该品种编号。药品排列顺序及编号的先后次序无特别含义。

三、名称与剂型

　　（五）除在"备注"一栏标有"◇"的药品外，西药名称采用中文通用名，未包括命名中的盐基、酸根部分，剂型单列。中成药名称采用中文通用名，剂型不单列。为使编排简洁，在甲乙分类、给药途径、备注相同的情况下，同一通用名称下的不同剂型并列，其先后次序无特别含义。

（六）西药剂型在《中国药典》"制剂通则"的基础上合并归类处理，未归类的剂型以《药品目录》标注的为准。合并归类的剂型所包含的具体剂型见下表。

合并归类的剂型	包含的具体剂型
口服常释剂型	普通片剂（片剂、肠溶片、包衣片、薄膜衣片、糖衣片、浸膏片、分散片、划痕片）、硬胶囊、软胶囊（胶丸）、肠溶胶囊
缓释控释剂型	缓释片、缓释包衣片、控释片；缓释胶囊、控释胶囊
口服液体剂	口服溶液剂、口服混悬剂、干混悬剂、口服乳剂、胶浆剂、口服液、乳液、乳剂、胶体溶液、合剂、酊剂、滴剂、混悬滴剂、糖浆剂（含干糖浆剂）
丸剂	丸剂、滴丸
颗粒剂	颗粒剂、肠溶颗粒剂
口服散剂	散剂、药粉、粉剂
外用散剂	散剂、粉剂、撒布剂、撒粉
软膏剂	软膏剂、乳膏剂、霜剂、糊剂、油膏剂
贴剂	贴剂、贴膏剂、膜剂、透皮贴剂
外用液体剂	外用溶液剂、洗剂、漱口剂、含漱液、胶浆剂、搽剂、酊剂、油剂
硬膏剂	硬膏剂、亲水硬膏剂
凝胶剂	乳胶剂、凝胶剂
涂剂	涂剂、涂膜剂、涂布剂
栓剂	栓剂、肛门栓、阴道栓
滴眼剂	滴眼剂、滴眼液
滴耳剂	滴耳剂、滴耳液
滴鼻剂	滴鼻剂、滴鼻液
吸入剂	喷剂、气雾剂、喷鼻剂、喷粉剂、喷雾剂、雾化吸入剂、雾化混悬液、雾化溶液剂、雾化吸入液、吸入性粉剂、干粉剂、干粉吸入剂、粉末吸入剂、干粉吸入剂、吸入性溶液剂、吸入性混悬液
注射剂	注射剂、注射液、注射用溶液剂、静脉滴注用注射液、注射用混悬液、注射用无菌粉末、静脉注射针剂、水针、注射用乳剂、乳状注射液、粉针剂、针剂、无菌粉针、冻干粉针

中成药剂型中，丸剂包括水丸、蜜丸、水蜜丸、糊丸、浓缩丸和微丸，不含滴

丸；胶囊剂是指硬胶囊，不含软胶囊；其他剂型没有归并。

（七）《药品目录》收载的药品不区分商品名、规格或生产厂家。通用名称中主要化学成分部分与《药品目录》中的名称一致且剂型相同，而酸根或盐基不同的西药，属于《药品目录》的药品。

（八）对《药品目录》中剂型为注射剂的药品，通用名包含了溶媒的，包括各规格的注射剂；通用名未包含溶媒的，只包括含有非溶媒药品的溶媒容积小于或等于100ml的注射剂。如"氨甲苯酸氯化钠"注射剂包括各规格的注射剂；"帕珠沙星"注射剂包括各规格的"帕珠沙星"注射剂和溶媒容积小于或等于100ml的"帕珠沙星氯化钠"注射剂。

（九）"备注"栏标有"◇"的药品，因其组成和适应症类似而进行了归类，所标注的名称为一类药品的统称。具体如下：

1. 西药部分第122号"短效胰岛素类似物"包括：赖脯胰岛素、重组赖脯胰岛素、门冬胰岛素、谷赖胰岛素。

2. 西药部分第125号"人中效胰岛素"包括：精蛋白锌重组人胰岛素、精蛋白重组人胰岛素、精蛋白生物合成人胰岛素。

3. 西药部分第127号"普通胰岛素预混"包括：精蛋白锌胰岛素（30R）、精蛋白生物合成人胰岛素（预混30R）、精蛋白重组人胰岛素混合（40/60）、精蛋白锌重组人胰岛素混合、精蛋白重组人胰岛素混合（50/50）、精蛋白重组人胰岛素混合（30/70）、精蛋白重组人胰岛素（预混30/70）、精蛋白生物合成人胰岛素（预混50R）、50/50混合重组人胰岛素、30/70混合重组人胰岛素。

4. 西药部分第128号"胰岛素类似物预混"包括：门冬胰岛素50、门冬胰岛素30、精蛋白锌重组赖脯胰岛素混合（25R）、精蛋白锌重组赖脯胰岛素混合（50R）。

5. 西药部分第131号"长效胰岛素类似物"包括：甘精胰岛素、重组甘精胰岛素和地特胰岛素。

6. 西药部分第187号"缓解消化道不适症状的复方OTC制剂"包括的品种见下表。

序号	药品名称	序号	药品名称
1	复方丙谷胺西咪替丁片	8	复方芦荟维U片
2	复方颠茄铋镁片	9	复方木香铝镁片
3	复方颠茄氢氧化铝片	10	复方木香小檗碱片
4	复方颠茄氢氧化铝散	11	复方尿囊素片
5	复方淀粉酶口服溶液	12	复方嗜酸乳杆菌片
6	复方雷尼替丁胶囊	13	复方碳酸钙咀嚼片
7	复方龙胆碳酸氢钠片	14	复方维生素U胶囊

序号	药品名称	序号	药品名称
15	复方胃蛋白酶颗粒	26	铝镁颠茄片
16	复方消化酶胶囊	27	铝镁混悬液
17	复方溴丙胺太林铝镁片	28	铝镁加混悬液
18	复方延胡索氢氧化铝片	29	神黄钠铝胶囊
19	复方胰酶散	30	鼠李铋镁片
20	复合乳酸菌胶囊	31	碳酸钙甘氨酸胶囊
21	盖胃平片	32	维U颠茄铝胶囊
22	海藻酸铝镁颗粒	33	维U颠茄铝胶囊Ⅱ
23	硫糖铝小檗碱片	34	维U颠茄铝镁胶囊
24	龙胆碳酸氢钠片（健胃片）	35	维U颠茄铝镁片
25	龙胆碳酸氢钠散	36	维U颠茄铝镁片Ⅱ

7. 西药部分第793号"抗艾滋病用药"是指国家免费治疗艾滋病方案内的药品。

8. 西药部分第1029号"动物骨多肽制剂"包括：骨肽、骨肽（Ⅰ）、鹿瓜多肽和骨瓜提取物。

9. 西药部分第1232号"青蒿素类药物"是指原卫生部《抗疟药使用原则和用药方案》中所列的以青蒿素类药物为基础的处方制剂、联合用药的药物和青蒿素类药物注射剂。

10. 西药部分第1306号"缓解感冒症状的复方OTC制剂"包括的品种见下表。

序号	药品名称	序号	药品名称
1	氨酚咖黄烷胺片	14	氨酚伪麻那敏胶囊
2	氨酚美伪滴剂	15	氨酚伪麻那敏胶囊（夜用）
3	氨酚那敏三味浸膏胶囊	16	氨酚伪麻那敏咀嚼片
4	氨酚烷胺咖敏胶囊	17	氨酚伪麻那敏分散片
5	氨酚烷胺那敏胶囊	18	氨酚伪麻那敏分散片（Ⅲ）
6	氨酚伪麻胶囊	19	氨酚伪麻那敏片
7	氨酚伪麻咀嚼片	20	氨酚伪麻那敏溶液
8	氨酚伪麻颗粒剂	21	氨酚伪麻片
9	氨酚伪麻美芬胶囊	22	氨金黄敏颗粒
10	氨酚伪麻美芬片	23	氨咖黄敏胶囊
11	氨酚伪麻美芬片（Ⅱ）	24	氨咖黄敏口服溶液
12	氨酚伪麻美芬片（Ⅱ）/苯酚伪麻片	25	氨咖黄敏片
13	氨酚伪麻美芬片（Ⅲ）	26	氨咖麻敏胶囊

序号	药品名称	序号	药品名称
27	氨咖愈敏溶液	61	复方锌布颗粒剂
28	氨麻苯美片	62	复方盐酸伪麻黄碱缓释胶囊
29	氨麻美敏口服溶液	63	复方银翘氨敏胶囊
30	氨麻美敏片	64	复方愈创木酚磺酸钾口服溶液
31	氨麻美敏片（Ⅱ）	65	复方愈酚喷托那敏糖浆
32	氨麻美敏片（Ⅲ）	66	咖酚伪麻片
33	贝敏伪麻片	67	科达琳
34	布洛伪麻分散片	68	柳酚咖敏片
35	布洛伪麻胶囊	69	洛芬葡锌那敏片
36	布洛伪麻颗粒剂	70	美尔伪麻溶液
37	布洛伪麻片	71	美酚伪麻片
38	酚咖麻敏胶囊	72	美敏伪麻口服液
39	酚咖片	73	美愈伪麻胶囊
40	酚麻美敏胶囊	74	美愈伪麻口服溶液
41	酚麻美敏片	75	美愈伪麻口服液
42	酚麻美软胶囊	76	喷托维林氯化铵片
43	酚美愈伪麻口服液	77	喷托维林氯化铵糖浆
44	酚明伪麻片	78	扑尔伪麻片
45	复方氨酚美沙糖浆	79	双分伪麻胶囊
46	复方氨酚那敏颗粒	80	双扑伪麻片
47	复方氨酚葡锌片	81	双扑伪麻胶囊
48	复方氨酚烷胺胶囊	82	双扑伪麻颗粒
49	复方氨酚烷胺颗粒	83	伪麻那敏胶囊
50	复方氨酚烷胺片	84	伪麻那敏片
51	复方北豆根氨酚那敏片	85	右美沙芬愈创甘油醚糖浆
52	复方贝母氯化铵片	86	愈创维林那敏片
53	复方酚咖伪麻胶囊	87	愈酚喷托异丙嗪颗粒
54	复方甘草氯化铵糖浆	88	愈酚维林片
55	复方甘草浙贝氯化铵片	89	愈酚伪麻颗粒
56	复方氯丙那林鱼腥草素钠片	90	愈酚伪麻片
57	复方枇杷氯化铵糖浆	91	愈美胶囊
58	复方氢溴酸右美沙芬胶囊	92	愈美颗粒剂
59	复方氢溴酸右美沙芬糖浆	93	愈美片
60	复方忍冬藤阿司匹林片		

11. 西药部分第1410号"肠内营养剂"包括：肠内营养粉剂（AA－PA）、肠内营养粉剂（AA）、短肽型肠内营养剂、整蛋白型肠内营养剂（粉剂）、肠内营养混悬液Ⅱ（TP）、肠内营养混悬液（TPSPA）、肠内营养混悬液（TP－MCT）、肠内营养乳剂（TP－HE）、肠内营养乳剂（TPF－T）、肠内营养混悬液（TPF－FOS）、肠内营养混悬液（TPF－DM）、肠内营养乳剂（TPF－D）、肠内营养混悬液（TPF－D）、肠内营养乳剂（TPF）、肠内营养混悬液（TPF）、肠内营养乳剂（TP）、肠内营养混悬液（TP）、肠内营养粉剂（TP）、肠内营养混悬液（SP）。

12. 中成药部分第402号"虫草菌发酵制剂"包括：百令片、百令胶囊、金水宝片、金水宝胶囊、宁心宝胶囊、至灵胶囊。

13. 中成药部分第520号"薯蓣皂苷口服制剂"包括：地奥心血康片、地奥心血康颗粒、地奥心血康软胶囊、薯蓣皂苷片。

14. 中成药部分第569号"三七皂苷注射制剂"包括：血塞通注射液、血栓通注射液、注射用血塞通（冻干）、注射用血栓通（冻干）。

15. 中成药部分第574号的"灯盏注射制剂"包括：灯盏细辛注射液、灯盏花素注射液、注射用灯盏花素。

16. 中成药部分第582号"三七皂苷口服制剂"包括：三七通舒胶囊、血塞通片、血塞通胶囊、血塞通颗粒、血塞通软胶囊、血栓通胶囊。

17. 中成药部分第592号的"银杏叶口服制剂"包括：银杏叶滴丸、银杏叶胶囊、银杏叶颗粒、银杏叶口服液、银杏叶片、银杏叶丸、银杏叶提取物滴剂、银杏叶提取物片、银杏酮酯滴丸、银杏酮酯胶囊、银杏酮酯颗粒、银杏酮酯片、银杏酮酯分散片、杏灵分散片、银杏蜜环口服溶液。

18. 中成药部分第593号"银杏叶注射制剂"包括：银杏达莫注射液、银杏叶注射液、银杏叶提取物注射液、注射用银杏叶提取物、舒血宁注射液。

19. 中成药部分第851号的"复方红曲口服制剂"包括：血脂康片、脂必妥片、脂必妥胶囊、脂必泰胶囊。

20. 中成药部分第1218号的"狗皮膏制剂"包括：狗皮膏、狗皮膏（改进型）、精制狗皮膏、新型狗皮膏。

四、限定支付范围

（十）医疗保险统筹基金支付《药品目录》内药品所发生的费用，必须由医生开具处方或住院医嘱，参保患者自行购买药品发生的费用，由个人账户支付或个人自付。儿童或有临床证据证明为智力障碍的成人参保人员，由医生处方或住院医嘱使用与目录药品名称和剂型相同的非处方药品发生的费用，可以由统筹基金按规定支付。

（十一）"备注"栏中对部分药品规定了限定支付范围，是指符合规定情况下参保人员发生的药品费用，可按规定由基本医疗保险或生育保险基金支付，工伤保险支付药品费用时不受限定支付范围限制。经办机构在支付费用前，应核查相关证据。

1. "备注"一栏标有"△"的药品，是参保人员住院使用时由基本医疗保险统筹基金按规定支付，门诊使用时由职工基本医疗保险个人账户支付的药品。

2. "备注"一栏标为"限工伤保险"的药品，是仅限于工伤保险基金支付的药品，不属于基本医疗保险、生育保险基金支付范围。

3. "备注"一栏标为"限生育保险"的药品，是仅限于生育保险基金支付的药品，不属于基本医疗保险、工伤保险基金支付范围。

4. "备注"一栏标注了适应症的药品，是指参保人员出现适应症限定范围情况并有相应的临床体征及症状、实验室和辅助检查证据以及相应的临床诊断依据，使用该药品所发生的费用可按规定支付。适应症限定不是对药品法定说明书的修改，临床医师应根据病情合理用药。

5. "备注"一栏标注了二线用药的药品，支付时应有使用《药品目录》内一线药品无效或不能耐受的证据。

（十二）国家免费治疗艾滋病方案内的药品，不属于国家免费治疗艾滋病范围的参保人员使用治疗艾滋病时，基本医疗保险基金可按规定支付费用。

国家公共卫生项目涉及的抗结核病和抗血吸虫病药物，不属于国家公共卫生支付范围的参保人员使用时，基本医疗保险基金可按规定支付费用。

（十三）参保人员使用西药部分第 275～290 号"胃肠外营养液"、第 308 号"丙氨酰谷氨酰胺注射剂"、第 1410 号"肠内营养剂"，需经营养风险筛查明确具有营养风险时方可按规定支付费用。使用肠外或肠内营养支持疗法时，有消化道功能障碍的患者应首先选用肠内营养剂。

五、其他

（十四）中成药部分药品处方中含有的"麝香"是指人工麝香，"牛黄"是指人工牛黄、体内培植牛黄和体外培育牛黄，经国家林业局批准的除外。

目　录

一、西药部分 ··· (1)

XA　消化道和代谢方面的药物 ··· (1)

XA01　口腔科制剂 ··· (1)

XA02　治疗胃酸相关类疾病的药物 ······································· (1)

　XA02A　抗酸药 ··· (1)

　XA02B　治疗消化性溃疡病和胃食道反流病的药物 ······················ (2)

　　XA02BA　H2 - 受体拮抗剂 ·· (2)

　　XA02BC　质子泵抑制剂 ··· (2)

　　XA02BX　其他治疗消化性溃疡病和胃食道反流病的药物 ················ (3)

XA03　治疗功能性胃肠道疾病的药物 ····································· (4)

　XA03A　治疗功能性肠道疾病的药物 ···································· (4)

　XA03B　单方颠茄及其衍生物 ·· (4)

　XA03F　胃肠动力药 ··· (5)

XA04　止吐药和止恶心药 ·· (6)

XA05　胆和肝治疗药 ·· (6)

　XA05A　胆治疗药 ··· (6)

　XA05B　肝脏治疗药，抗脂肪肝药 ······································ (7)

XA06　治疗便秘药物 ·· (9)

XA07　止泻药、肠道消炎药、肠道抗感染药 ······························ (10)

　XA07A　肠道抗感染药 ··· (10)

　XA07B　肠道吸附剂 ··· (10)

　XA07C　含碳水化合物的电解质 ·· (11)

　XA07D　胃肠动力减低药 ··· (11)

　XA07E　肠道抗炎药 ··· (11)

　XA07F　止泻微生物 ··· (11)

　XA07X　其他止泻药 ··· (12)

XA09　消化药，包括酶类 ·· (12)

XA10　糖尿病用药 ··· (12)

　XA10A　胰岛素及其类似药物 ·· (12)

　　XA10AB　胰岛素及其类似物，短效 ···································· (13)

　　XA10AC　胰岛素及其类似物，中效 ···································· (13)

　　XA10AD　胰岛素及其类似物，预混 ···································· (13)

XA10AE　胰岛素及其类似物，长效 ……………………………………（13）

XA10B　降血糖药物，不含胰岛素 ……………………………………（14）

XA10BA　双胍类 ……………………………………………………（14）

XA10BB　磺酰脲类衍生物 ……………………………………………（14）

XA10BD　口服复方降糖药 ……………………………………………（14）

XA10BF　α-葡萄糖苷酶抑制剂 ………………………………………（14）

XA10BG　噻唑啉二酮类 ………………………………………………（15）

XA10BH　二肽基肽酶-4（DPP-4）抑制剂 …………………………（15）

XA10BJ　胰高血糖素样肽-1（GLP-1）类似物 ………………………（15）

XA10BK　钠葡萄糖协同转运蛋白2（SGLT2）抑制剂 ………………（16）

XA10BX　其他降血糖药 ………………………………………………（16）

XA10X　其他的糖尿病用药 ……………………………………………（16）

XA11　维生素类 …………………………………………………………（16）

XA12　矿物质补充剂 ……………………………………………………（18）

XA14　全身用蛋白同化药 ………………………………………………（19）

XA16　其他消化道及代谢用药 …………………………………………（19）

XB　血液和造血器官药 …………………………………………………（20）

XB01　抗血栓形成药 ……………………………………………………（20）

XB01A　抗血栓形成药 ………………………………………………（20）

XB01AA　维生素K拮抗剂 ……………………………………………（20）

XB01AB　肝素类 ………………………………………………………（20）

XB01AC　血小板凝聚抑制剂，肝素除外 ……………………………（20）

XB01AD　酶类 ………………………………………………………（22）

XB01AE　直接凝血酶抑制剂 …………………………………………（23）

XB01AF　直接Xa因子抑制剂 ………………………………………（23）

XB01AX　其他抗血栓形成药 …………………………………………（23）

XB02　抗出血药 …………………………………………………………（24）

XB02A　抗纤维蛋白溶解药 …………………………………………（24）

XB02B　维生素K和其他止血药 ……………………………………（24）

XB03　抗贫血药 …………………………………………………………（26）

XB03A　铁制剂 ………………………………………………………（26）

XB03B　维生素B12和叶酸 …………………………………………（27）

XB05　血液代用品和灌注液 ……………………………………………（28）

XB05A　血液和相关制品 ……………………………………………（28）

XB05B　静脉注射液 …………………………………………………（29）

XB05BA　胃肠外营养液 ……………………………………………（29）

XB05BB　影响电解质平衡的溶液 ……………………………………（31）

XB05BC　产生渗透性利尿的溶液 ……………………………… （32）

　　XB05D　腹膜透析液 ……………………………………………… （32）

　　XB05X　静脉注射液添加剂 …………………………………… （32）

　XB06　其他血液系统用药 ……………………………………… （33）

XC　心血管系统 ……………………………………………………… （33）

　XC01　心脏治疗药 ……………………………………………… （33）

　　XC01A　强心苷 …………………………………………………… （33）

　　XC01B　Ⅰ类和Ⅲ类的抗心律失常药 ……………………… （34）

　　XC01C　强心苷类除外的心脏兴奋药 ……………………… （34）

　　XC01D　用于心脏疾患的血管扩张药 ……………………… （35）

　　XC01E　其他心脏疾病用药 …………………………………… （36）

　XC02　抗高血压药 ……………………………………………… （37）

　　XC02A　中枢作用的抗肾上腺素能药 ……………………… （37）

　　XC02C　外周作用的抗肾上腺素能药 ……………………… （37）

　　XC02D　作用于小动脉平滑肌的药物 ……………………… （38）

　　XC02K　其他抗高血压药 ……………………………………… （38）

　　XC02L　抗高血压药与利尿药的复方制剂 ………………… （38）

　XC03　利尿剂 …………………………………………………… （38）

　　XC03A　低效利尿药 …………………………………………… （39）

　　XC03C　高效利尿药 …………………………………………… （39）

　　XC03D　保钾利尿药 …………………………………………… （39）

　　XC03X　其他利尿剂 …………………………………………… （39）

　　　XC03XA　加压素拮抗剂 …………………………………… （39）

　XC04　周围血管扩张药 ………………………………………… （40）

　XC05　血管保护剂 ……………………………………………… （41）

　XC07　β-受体阻滞剂 …………………………………………… （42）

　　XC07A　β-受体阻滞剂 ………………………………………… （42）

　　　XC07AA　非选择性β-受体阻滞剂 ……………………… （42）

　　　XC07AB　选择性β-受体阻滞剂 ………………………… （42）

　　　XC07AG　α和β-受体阻滞剂 …………………………… （43）

　XC08　钙通道阻滞剂 …………………………………………… （43）

　　XC08C　主要作用于血管的选择性钙通道阻滞剂 ……… （43）

　　XC08D　直接作用于心脏的选择性钙通道阻滞剂 ……… （44）

　XC09　作用于肾素-血管紧张素系统的药物 ……………… （44）

　　XC09A　血管紧张素转换酶抑制剂的单方药 …………… （44）

　　XC09B　血管紧张素转换酶抑制剂的复方制剂 ………… （45）

　　XC09C　血管紧张素Ⅱ拮抗剂的单方药 ………………… （45）

    XC09D　血管紧张素Ⅱ拮抗剂的复方制剂 ················ (46)

    XC09X　其他作用于肾素–血管紧张素系统的药物 ········ (47)

  XC10　调节血脂药 ·· (47)

    XC10A　单方调节血脂药 ·································· (47)

    XC10AA　HMG–CoA 还原酶抑制剂 ················· (47)

    XC10AB　贝特类 ·· (47)

    XC10AX　其他调节血脂药 ····························· (47)

XD　皮肤病用药 ··· (48)

  XD01　皮肤用抗真菌药 ····································· (48)

  XD02　润肤剂和保护剂类 ··································· (49)

  XD03　治疗伤口和溃疡药 ··································· (49)

  XD05　治疗银屑病药 ······································· (50)

  XD06　皮肤病用抗生素和化疗药物 ························· (50)

  XD07　皮科用皮质激素类 ··································· (51)

  XD08　抗菌剂和消毒剂 ····································· (52)

  XD09　含药敷料 ··· (53)

  XD10　抗痤疮制剂 ··· (53)

  XD11　其他皮科制剂 ······································· (54)

XG　泌尿生殖系统药和性激素 ································· (54)

  XG01　妇科抗感染药和抗菌剂 ······························ (54)

  XG02　其他妇科药 ··· (56)

    XG02A　催产药 ·· (56)

    XG02B　局部用避孕药 ·································· (56)

    XG02C　其他妇科药 ···································· (56)

  XG03　生殖系统的性激素和调节剂 ························· (56)

    XG03A　全身用激素类避孕药 ·························· (56)

    XG03C　雌激素类 ······································ (57)

    XG03D　孕激素类 ······································ (58)

    XG03E　雄激素和雌性激素的复方制剂 ················· (58)

    XG03F　孕激素和雌激素的复方制剂 ··················· (58)

    XG03G　促性腺激素和其他促排卵药 ··················· (58)

    XG03X　其他性激素和生殖系统调节药 ················· (59)

  XG04　泌尿系统药 ··· (59)

    XG04B　泌尿系统药 ···································· (59)

    XG04C　良性前列腺肥大用药 ·························· (60)

XH　除性激素和胰岛素外的全身激素制剂 ················· (60)

  XH01　垂体和下丘脑激素及类似物 ························· (60)

XH01A　垂体前叶激素和类似物 …………………………………… （60）

XH01B　垂体后叶激素类 ……………………………………………… （60）

XH01C　下丘脑激素 …………………………………………………… （61）

XH02　全身用皮质激素类 ……………………………………………… （61）

XH03　甲状腺治疗用药 ………………………………………………… （62）

XH03A　甲状腺制剂 …………………………………………………… （62）

XH03B　抗甲状腺制剂 ………………………………………………… （63）

XH03C　碘治疗药 ……………………………………………………… （63）

XH04　胰腺激素类 ……………………………………………………… （63）

XH05　钙稳态药 ………………………………………………………… （63）

XJ　全身用抗感染药 …………………………………………………… （63）

XJ01　全身用抗菌药 …………………………………………………… （64）

XJ01A　四环素类 ……………………………………………………… （64）

XJ01B　氯霉素类 ……………………………………………………… （64）

XJ01C　β-内酰胺类抗菌药，青霉素类 …………………………… （64）

XJ01CA　广谱青霉素类 …………………………………………… （64）

XJ01CE　对β-内酰胺酶敏感的青霉素 ………………………… （65）

XJ01CF　对β-内酰胺酶耐受的青霉素 ………………………… （65）

XJ01CG　β-内酰胺酶抑制剂 …………………………………… （66）

XJ01CR　青霉素类复方制剂，含β-内酰胺酶抑制剂 ………… （66）

XJ01D　其他β-内酰胺类抗菌药 …………………………………… （66）

XJ01DB　第一代头孢菌素 ………………………………………… （66）

XJ01DC　第二代头孢菌素 ………………………………………… （67）

XJ01DD　第三代头孢菌素 ………………………………………… （68）

XJ01DE　第四代头孢菌素 ………………………………………… （69）

XJ01DF　单酰胺类 ………………………………………………… （69）

XJ01DH　碳青霉烯类 ……………………………………………… （69）

XJ01DI　其他头孢菌素类和青霉烯 ……………………………… （70）

XJ01E　磺胺类及甲氧苄啶 …………………………………………… （70）

XJ01EA　甲氧苄啶及其衍生物 …………………………………… （70）

XJ01EC　中效磺胺类 ………………………………………………… （70）

XJ01ED　长效磺胺类药 ……………………………………………… （70）

XJ01EE　包括磺胺衍生物的磺胺类与甲氧苄啶的复方制剂 …… （70）

XJ01F　大环内酯类，林可胺类和链阳菌素类 …………………… （71）

XJ01FA　大环内酯类 ………………………………………………… （71）

XJ01FF　林可胺类 ………………………………………………… （72）

XJ01G　氨基糖苷类抗菌药 …………………………………………… （72）

· 5 ·

XJ01GA　链霉素类……………………………………………………（72）

XJ01GB　其他氨基糖苷类……………………………………………（73）

XJ01M　喹诺酮类抗菌药…………………………………………………（73）

XJ01MA　氟喹诺酮类………………………………………………（73）

XJ01MB　其他喹诺酮类药……………………………………………（74）

XJ01X　其他抗菌药………………………………………………………（75）

XJ01XA　糖肽类抗菌药……………………………………………（75）

XJ01XB　多粘菌素类………………………………………………（75）

XJ01XC　甾类抗菌药………………………………………………（75）

XJ01XD　咪唑衍生物………………………………………………（76）

XJ01XE　硝基呋喃衍生物……………………………………………（76）

XJ01XX　其他抗菌药………………………………………………（77）

XJ02　全身用抗真菌药……………………………………………………（78）

XJ02A　全身用抗真菌药……………………………………………………（78）

XJ02AA　抗生素类…………………………………………………（78）

XJ02AB　咪唑衍生物………………………………………………（78）

XJ02AC　三唑类衍生物……………………………………………（78）

XJ02AX　其他全身用抗真菌药……………………………………（79）

XJ04　抗分枝杆菌药………………………………………………………（80）

XJ04A　治疗结核病药…………………………………………………（80）

XJ04AA　氨基水杨酸及其衍生物…………………………………（80）

XJ04AB　抗生素类…………………………………………………（80）

XJ04AC　酰肼类……………………………………………………（80）

XJ04AD　硫脲衍生物………………………………………………（81）

XJ04AK　其他治疗结核病药……………………………………（81）

XJ04AM　治疗结核病的复方制剂…………………………………（81）

XJ04B　治疗麻风病药…………………………………………………（81）

XJ04BA　治疗麻风病药……………………………………………（81）

XJ05　全身用抗病毒药……………………………………………………（82）

XJ05A　直接作用的抗病毒药…………………………………………（82）

XJ05AB　核苷和核苷酸类，逆转录酶抑制剂除外…………………（82）

XJ05AC　环胺类……………………………………………………（82）

XJ05AD　膦酸衍生物………………………………………………（83）

XJ05AE　蛋白酶抑制剂……………………………………………（83）

XJ05AF　核苷及核苷酸逆转录酶抑制剂……………………………（83）

XJ05AG　非核苷逆转录酶抑制剂……………………………………（84）

XJ05AH　神经氨酶抑制剂……………………………………………（84）

XJ05 AR　艾滋病毒感染的抗病毒药物 ················· （84）

XJ05 AX　其他抗病毒药 ································· （84）

XJ06　免疫血清及免疫球蛋白 ························· （85）

XJ06 A　免疫血清 ··································· （85）

XJ06 B　免疫球蛋白类 ······························· （85）

XJ06 BA　普通人免疫球蛋白 ···················· （85）

XJ06 BB　特异性免疫球蛋白 ···················· （86）

XJ07　疫苗类 ··· （86）

XL　抗肿瘤药及免疫调节剂 ······················· （86）

XL01　抗肿瘤药 ····································· （86）

XL01 A　烷化剂类 ··································· （87）

XL01 AA　氮芥类似物 ··························· （87）

XL01 AB　烷基磺酸盐 ··························· （87）

XL01 AD　亚硝基脲类 ··························· （87）

XL01 AX　其他烷化剂 ··························· （87）

XL01 B　抗代谢药 ··································· （88）

XL01 BA　叶酸类似物 ··························· （88）

XL01 BB　嘌呤类似物 ··························· （88）

XL01 BC　嘧啶类似物 ··························· （89）

XL01 C　植物生物碱及其他天然药物 ··············· （90）

XL01 CA　长春花生物碱类及其类似药 ·········· （90）

XL01 CB　鬼臼毒素衍生物 ······················ （90）

XL01 CD　紫杉烷类 ····························· （90）

XL01 CX　其它植物生物碱及天然药物 ·········· （90）

XL01 D　细胞毒类抗生素及相关药物 ··············· （91）

XL01 DA　放线菌素类 ··························· （91）

XL01 DB　蒽环类及相关药物 ···················· （91）

XL01 DC　其他细胞毒类抗生素 ·················· （92）

XL01 X　其他抗肿瘤药 ······························· （92）

XL01 XA　铂化合物 ····························· （92）

XL01 XB　甲基肼类 ····························· （92）

XL01 XC　单克隆抗体 ··························· （92）

XL01 XE　蛋白激酶抑制剂 ······················ （94）

XL01 XW　蛋白酶体抑制剂 ······················ （96）

XL01 XX　其他抗肿瘤药 ························· （96）

XL02　内分泌治疗用药 ······························· （97）

XL02 A　激素类及相关药物 ························· （97）

XL02B　激素拮抗剂及相关药物 ……………………………………（98）

XL03　免疫兴奋剂 ……………………………………………………（99）

　XL03A　免疫兴奋剂 …………………………………………………（99）

　　XL03AA　集落刺激因子 …………………………………………（99）

　　XL03AB　干扰素类 ………………………………………………（99）

　　XL03AC　白介素类 ………………………………………………（101）

　　XL03AX　其他免疫增强剂 ………………………………………（101）

XL04　免疫抑制剂 ……………………………………………………（102）

　XL04A　免疫抑制剂 …………………………………………………（102）

　　XL04AA　选择性免疫抑制剂 ……………………………………（102）

　　XL04AB　肿瘤坏死因子 α（TNF－α）抑制剂 …………………（103）

　　XL04AC　白介素抑制剂 …………………………………………（104）

　　XL04AD　钙神经素抑制剂 ………………………………………（104）

　　XL04AX　其他免疫抑制剂 ………………………………………（104）

XM　肌肉－骨骼系统药物 ……………………………………………（105）

XM01　抗炎和抗风湿药 ………………………………………………（105）

　XM01A　非甾体类抗炎和抗风湿药 ………………………………（105）

　　XM01AB　醋酸衍生物及相关药物 ………………………………（105）

　　XM01AC　昔康类 …………………………………………………（106）

　　XM01AE　丙酸衍生物 ……………………………………………（106）

　　XM01AG　灭酸类 …………………………………………………（107）

　　XM01AH　昔布类 …………………………………………………（107）

　　XM01AX　其他非甾体类抗炎和抗风湿药 ………………………（108）

　XM01C　特异性抗风湿药 …………………………………………（108）

XM02　关节和肌肉痛局部用药 ………………………………………（108）

XM03　肌肉松弛药 ……………………………………………………（109）

XM04　抗痛风药 ………………………………………………………（110）

XM05　治疗骨病的药物 ………………………………………………（110）

XM09　其他肌肉－骨骼系统疾病用药 ………………………………（111）

XN　神经系统药物 ……………………………………………………（111）

XN01　麻醉剂 …………………………………………………………（111）

　XN01A　全身麻醉剂 ………………………………………………（111）

　　XN01AB　卤代烃类 ………………………………………………（111）

　　XN01AF　巴比妥类的单方制剂 …………………………………（112）

　　XN01AH　阿片类麻醉药 …………………………………………（112）

　　XN01AX　其他全身麻醉药 ………………………………………（112）

　XN01B　局部麻醉剂 ………………………………………………（113）

XN01BA 氨基苯甲酸酯类 ……………………………………………………（113）

XN01BB 酰胺类 ……………………………………………………………（113）

XN01BX 其他局部麻醉药 …………………………………………………（114）

XN02 镇痛药 ……………………………………………………………………（114）

　XN02A 阿片类 ………………………………………………………………（114）

　　XN02AA 天然阿片碱 …………………………………………………（114）

　　XN02AB 苯基哌啶衍生物 ……………………………………………（115）

　　XN02AD 苯并吗啡烷衍生物 …………………………………………（115）

　　XN02AF 吗啡烷衍生物 ………………………………………………（115）

　　XN02AX 其他阿片类药 ………………………………………………（115）

　XN02B 其他解热镇痛药 ……………………………………………………（116）

　　XN02BA 水杨酸及其衍生物 …………………………………………（116）

　　XN02BB 吡唑啉酮类 ……………………………………………………（116）

　　XN02BE 酰基苯胺类 ……………………………………………………（117）

　　XN02BG 其他解热镇痛药 ……………………………………………（117）

　XN02C 抗偏头痛药 …………………………………………………………（118）

　　XN02CA 麦角生物碱类 ………………………………………………（118）

　　XN02CC 选择性 5 - 羟色胺（5HT1）受体激动剂 ………………（118）

XN03 抗癫痫药 …………………………………………………………………（118）

　XN03A 抗癫痫药 ……………………………………………………………（118）

　　XN03AA 巴比妥类及衍生物 …………………………………………（118）

　　XN03AB 乙内酰脲类衍生物 …………………………………………（118）

　　XN03AD 琥珀酰亚胺衍生物 …………………………………………（119）

　　XN03AE 苯二氮卓衍生物 ……………………………………………（119）

　　XN03AF 氨甲酰衍生物 ………………………………………………（119）

　　XN03AG 脂肪酸衍生物 ………………………………………………（119）

　　XN03AX 其他抗癫痫药 ………………………………………………（120）

XN04 抗帕金森氏病药 ………………………………………………………（120）

　XN04A 抗胆碱能药 …………………………………………………………（120）

　XN04B 多巴胺能药 …………………………………………………………（120）

　　XN04BA 多巴和其衍生物 ……………………………………………（120）

　　XN04BB 金刚烷衍生物 ………………………………………………（120）

　　XN04BC 多巴胺激动剂 ………………………………………………（121）

　　XN04BD 单胺氧化酶 B 抑制剂 ………………………………………（121）

　　XN04BX 其他多巴胺能药 ……………………………………………（121）

XN05 精神安定药 ……………………………………………………………（121）

　XN05A 抗精神病药 …………………………………………………………（121）

XN05AA　吩噻嗪与脂肪族侧链 ……………………………………… (121)

XN05AB　吩噻嗪与哌嗪结构 …………………………………………… (121)

XN05AC　含哌啶结构的吩噻嗪类 ……………………………………… (122)

XN05AD　丁酰苯衍生物 ……………………………………………… (122)

XN05AE　吲哚衍生物 ………………………………………………… (122)

XN05AF　噻吨衍生物 ………………………………………………… (122)

XN05AG　二苯丁基哌啶衍生物 ……………………………………… (123)

XN05AH　二氮卓类、去甲羟二氮卓类和硫氮杂卓类 ………………… (123)

XN05AL　苯甲酰胺类 ……………………………………………… (123)

XN05AN　锂 ………………………………………………………… (124)

XN05AX　其他抗精神病药 ……………………………………………… (124)

XN05B　抗焦虑药 ………………………………………………………… (124)

XN05BA　苯二氮卓衍生物 ……………………………………………… (125)

XN05BB　二苯甲烷衍生物 ……………………………………………… (125)

XN05BE　氮杂螺癸烷二酮衍生物 …………………………………… (125)

XN05C　催眠药和镇静药 …………………………………………… (125)

XN05CA　巴比妥类的单方制剂 …………………………………… (125)

XN05CD　苯二氮卓衍生物 ……………………………………………… (125)

XN05CF　苯二氮卓类相关药物 ………………………………………… (126)

XN05CM　其他催眠镇静剂 …………………………………………… (126)

XN06　精神兴奋药 ………………………………………………………… (126)

XN06A　抗抑郁药 ………………………………………………………… (126)

XN06AA　非选择性单胺重摄取抑制剂 …………………………… (126)

XN06AB　选择性 5 - 羟色胺再摄取抑制剂 ……………………… (127)

XN06AX　其他抗抑郁药 ……………………………………………… (127)

XN06B　用于儿童注意缺陷障碍伴多动症和促智的精神兴奋药 ……… (128)

XN06C　精神安定药和精神兴奋药的复方制剂 …………………… (129)

XN06D　抗痴呆药 ……………………………………………………… (129)

XN07　其他神经系统药物 …………………………………………… (129)

XN07A　拟副交感神经药 ……………………………………………… (130)

XN07B　用于成瘾疾病的药物 …………………………………… (130)

XN07C　抗眩晕药 ………………………………………………………… (130)

XN07X　其他神经系统药物 …………………………………………… (130)

XN07XA　神经节苷脂及其衍生物 …………………………………… (130)

XN07XX　其他神经系统药物 …………………………………………… (131)

XP　抗寄生虫药，杀虫药和驱虫药 …………………………………… (132)

XP01　抗原虫药 ………………………………………………………… (132)

　　XP01A　治疗阿米巴病和其他原虫病药 ······ （132）

　　XP01B　抗疟药 ······ （133）

　　XP01C　抗利什曼病和锥虫病药物 ······ （133）

　XP02　抗蠕虫药 ······ （134）

　　XP02B　抗吸虫药 ······ （134）

　　XP02C　抗线虫药 ······ （134）

　　XP02D　抗绦虫药 ······ （135）

　XP03　包括杀疥螨药、杀虫剂及驱虫剂的杀体外寄生虫药 ······ （135）

XR　呼吸系统 ······ （135）

　XR01　鼻部制剂 ······ （135）

　　XR01A　减轻充血药及其他鼻局部用药 ······ （135）

　　　XR01AA　单方拟交感神经药 ······ （135）

　　　XR01AB　不包括皮质激素的拟交感神经药复方制剂 ······ （135）

　　　XR01AC　不包括皮质激素的抗过敏药物 ······ （135）

　　　XR01AD　皮质激素类 ······ （136）

　　　XR01AX　其他鼻用制剂 ······ （136）

　XR03　用于阻塞性气道疾病的药物 ······ （136）

　　XR03A　吸入的肾上腺素能类药 ······ （136）

　　XR03B　治疗阻塞性气道疾病的其他吸入药物 ······ （137）

　　XR03C　全身用肾上腺素类药 ······ （137）

　　XR03D　治疗阻塞性气道疾病的其他全身用药物 ······ （138）

　　　XR03DA　黄嘌呤类 ······ （138）

　　　XR03DC　白三烯受体拮抗剂 ······ （139）

　　　XR03DX　治疗阻塞性气道疾病的其他全身用药物 ······ （139）

　XR05　咳嗽和感冒制剂 ······ （139）

　　XR05C　不含复方镇咳药的祛痰药 ······ （139）

　　XR05D　不含复方祛痰药的镇咳药 ······ （140）

　　XR05F　镇咳药与祛痰药的复方 ······ （141）

　　XR05X　其他感冒制剂 ······ （141）

　XR06　全身用抗组胺药 ······ （141）

　XR07　其他呼吸系统药物 ······ （143）

XS　感觉器官药物 ······ （143）

　XS01　眼科用药 ······ （143）

　　XS01A　抗感染药 ······ （143）

　　XS01B　抗炎药 ······ （145）

　　XS01C　抗炎药与抗感染药的复方 ······ （145）

　　XS01E　抗青光眼制剂和缩瞳剂 ······ （146）

XS01F 散瞳药及睫状肌麻痹药 …………………………… （147）

XS01G 减充血药及抗过敏药 ……………………………… （147）

XS01J 诊断用药 …………………………………………… （147）

XS01K 手术辅助用药 ……………………………………… （147）

XS01L 眼血管病用药 ……………………………………… （148）

XS01X 其他眼科用药 ……………………………………… （149）

XS02 耳科用药 ……………………………………………… （150）

XS03 眼科和耳科制剂 ……………………………………… （150）

XV 杂类 ……………………………………………………… （150）

XV01 变应原 ………………………………………………… （150）

XV03 其他治疗药物 ………………………………………… （150）

XV03A 其他治疗药物 ……………………………………… （150）

XV03AB 解毒药 …………………………………………… （150）

XV03AC 铁螯合剂 ………………………………………… （152）

XV03AE 高血钾和高磷血症治疗药 ……………………… （152）

XV03AM 栓塞药 …………………………………………… （152）

XV03AF 抗肿瘤治疗用解毒药 …………………………… （153）

XV03AX 其他治疗用药 …………………………………… （153）

XV04 诊断用药 ……………………………………………… （153）

XV04C 其他诊断试剂 ……………………………………… （153）

XV06 一般营养品 …………………………………………… （153）

XV08 造影剂 ………………………………………………… （154）

XV08A 碘化 X 射线造影剂 ……………………………… （154）

XV08B 非碘化 X 射线造影剂 …………………………… （155）

XV08C 磁共振成像造影剂 ………………………………… （156）

XV08D 超声造影剂 ………………………………………… （156）

XV09 诊断用放射性药物 …………………………………… （156）

二、中成药部分 …………………………………………………… （157）

ZA 内科用药 ………………………………………………… （157）

ZA01 解表剂 ………………………………………………… （157）

ZA01A 辛温解表剂 ………………………………………… （157）

ZA01B 辛凉解表剂 ………………………………………… （157）

ZA01C 表里双解剂 ………………………………………… （159）

ZA01D 扶正解表剂 ………………………………………… （160）

ZA02 祛暑剂 ………………………………………………… （160）

ZA02A 解表祛暑剂 ………………………………………… （160）

ZA02B　清热祛暑剂 …………………………………………………（161）

ZA02C　健胃祛暑剂 …………………………………………………（161）

ZA03　泻下剂 …………………………………………………………（161）

ZA03A　泻火通便剂 …………………………………………………（161）

ZA03B　润肠通便剂 …………………………………………………（162）

ZA03C　除满通便剂 …………………………………………………（162）

ZA04　清热剂 …………………………………………………………（162）

ZA04A　清热泻火剂 …………………………………………………（162）

ZA04B　清热解毒剂 …………………………………………………（163）

ZA04C　清脏腑热剂 …………………………………………………（166）

ZA04CA　清热理肺剂 ……………………………………………（166）

ZA04CB　清肝解毒剂 ……………………………………………（167）

ZA04CC　清肝胆湿热剂 …………………………………………（168）

ZA04CD　清利肠胃湿热剂 ………………………………………（169）

ZA04D　清热镇惊剂 …………………………………………………（170）

ZA05　温里剂 …………………………………………………………（170）

ZA05A　温中散寒剂 …………………………………………………（171）

ZA05B　温中除湿剂 …………………………………………………（171）

ZA05C　回阳救逆剂 …………………………………………………（172）

ZA06　化痰、止咳、平喘剂 …………………………………………（172）

ZA06A　温化寒痰剂 …………………………………………………（172）

ZA06B　理肺止咳剂 …………………………………………………（172）

ZA06BA　补肺止咳剂 ……………………………………………（173）

ZA06BB　祛痰止咳剂 ……………………………………………（173）

ZA06BC　宣肺止咳剂 ……………………………………………（174）

ZA06C　清热化痰剂 …………………………………………………（174）

ZA06CA　清热化痰止咳 …………………………………………（174）

ZA06CB　清热化痰平喘 …………………………………………（175）

ZA06CC　清热化痰止惊 …………………………………………（176）

ZA06D　润肺化痰剂 …………………………………………………（176）

ZA06E　平喘剂 ………………………………………………………（176）

ZA06F　消积化痰 ……………………………………………………（178）

ZA07　开窍剂 …………………………………………………………（178）

ZA07A　清热开窍剂 …………………………………………………（178）

ZA07B　芳香、化痰开窍剂 …………………………………………（179）

ZA08　固涩剂 …………………………………………………………（179）

ZA08A　固精止遗剂 …………………………………………………（179）

ZA08B　固涩止泻剂 ……………………………………………………（179）

ZA08C　补肾缩尿剂 …………………………………………………（180）

ZA09　扶正剂 …………………………………………………………（180）

　ZA09A　补气剂 ………………………………………………………（180）

　　ZA09AA　健脾益气剂 ……………………………………………（180）

　　ZA09AB　健脾和胃剂 ……………………………………………（180）

　ZA09B　养血剂 ………………………………………………………（182）

　ZA09C　滋阴剂 ………………………………………………………（183）

　　ZA09CA　滋补肾阴剂 ……………………………………………（183）

　　ZA09CB　滋补心肺剂 ……………………………………………（183）

　　ZA09CC　滋补肝肾剂 ……………………………………………（184）

　　ZA09CD　养阴清热、和胃剂 ……………………………………（184）

　ZA09D　温阳剂 ………………………………………………………（184）

　ZA09E　阴阳双补剂 …………………………………………………（185）

　ZA09F　气血双补剂 …………………………………………………（185）

　　ZA09FA　补气养血剂 ……………………………………………（185）

　　ZA09FB　补肾养血剂 ……………………………………………（186）

　ZA09G　益气养阴剂 …………………………………………………（186）

　ZA09H　益气复脉剂 …………………………………………………（187）

ZA10　安神剂 …………………………………………………………（188）

　ZA10A　养心安神剂 …………………………………………………（188）

　ZA10B　益气养血安神剂 ……………………………………………（189）

　ZA10C　清肝安神剂 …………………………………………………（189）

　ZA10D　补肾安神剂 …………………………………………………（189）

　ZA10E　重镇安神剂 …………………………………………………（190）

ZA11　止血剂 …………………………………………………………（190）

ZA12　祛瘀剂 …………………………………………………………（190）

　ZA12A　益气活血剂 …………………………………………………（191）

　ZA12B　行气活血剂 …………………………………………………（192）

　ZA12C　养血活血剂 …………………………………………………（194）

　ZA12D　温阳活血剂 …………………………………………………（194）

　ZA12E　滋阴活血剂 …………………………………………………（195）

　ZA12F　补肾活血剂 …………………………………………………（195）

　ZA12G　化瘀宽胸剂 …………………………………………………（195）

　ZA12H　化瘀通脉剂 …………………………………………………（197）

　ZA12I　活血消癥剂 …………………………………………………（201）

　ZA12J　祛瘀化痰剂 …………………………………………………（201）

ZA13　理气剂 ……………………………………………… （202）

　　ZA13A　疏肝解郁剂 ……………………………… （202）

　　ZA13B　疏肝和胃剂 ……………………………… （202）

ZA14　消导剂 ……………………………………………… （205）

　　ZA14A　健脾消食 ………………………………… （205）

　　ZA14B　消食导滞 ………………………………… （205）

ZA15　治风剂 ……………………………………………… （206）

　　ZA15A　疏散外风剂 ……………………………… （206）

　　ZA15B　平肝熄风剂 ……………………………… （206）

　　ZA15C　平肝潜阳剂 ……………………………… （207）

　　ZA15D　化痰熄风剂 ……………………………… （208）

　　ZA15E　化瘀祛风剂 ……………………………… （208）

　　ZA15F　养血祛风剂 ……………………………… （208）

　　ZA15G　祛风通络剂 ……………………………… （208）

ZA16　祛湿剂 ……………………………………………… （209）

　　ZA16A　散寒除湿剂 ……………………………… （209）

　　ZA16B　清热除湿剂 ……………………………… （210）

　　ZA16C　祛风除湿剂 ……………………………… （211）

　　ZA16D　化瘀祛湿剂 ……………………………… （212）

　　ZA16E　消肿利水剂 ……………………………… （212）

　　ZA16F　清热通淋剂 ……………………………… （213）

　　ZA16G　化瘀通淋剂 ……………………………… （215）

　　ZA16H　扶正祛湿剂 ……………………………… （215）

ZA17　化浊降脂剂 ………………………………………… （216）

ZB　外科用药 ……………………………………………… （217）

ZB01　清热剂 ……………………………………………… （217）

　　ZB01A　清利肝胆剂 ……………………………… （218）

　　ZB01B　清热解毒剂 ……………………………… （218）

　　ZB01C　清热利湿剂 ……………………………… （220）

　　ZB01D　通淋消石剂 ……………………………… （221）

ZB02　温经理气活血散结剂 ……………………………… （222）

ZC　肿瘤用药 ……………………………………………… （222）

ZC01　抗肿瘤药 …………………………………………… （222）

ZC02　肿瘤辅助用药 ……………………………………… （224）

ZD　妇科用药 ……………………………………………… （226）

ZD01　理血剂 ……………………………………………… （226）

　　ZD01A　理气养血剂 ……………………………… （226）

　　　ZD01B　活血化瘀剂 ……………………………………………（227）
　　　ZD01C　止血剂 ……………………………………………………（228）
　　ZD02　清热剂 ………………………………………………………（229）
　　　ZD02A　内服药 ……………………………………………………（229）
　　　ZD02B　外用药 ……………………………………………………（230）
　　ZD03　扶正剂 ………………………………………………………（231）
　　ZD04　消肿散结剂 …………………………………………………（232）
ZE　眼科用药 ……………………………………………………………（233）
　　ZE01　清热剂 ………………………………………………………（233）
　　ZE02　扶正剂 ………………………………………………………（234）
　　ZE03　祛瘀剂 ………………………………………………………（235）
ZF　耳鼻喉科用药 ………………………………………………………（235）
　　ZF01　耳病 …………………………………………………………（235）
　　ZF02　鼻病 …………………………………………………………（235）
　　ZF03　咽喉病 ………………………………………………………（236）
　　ZF04　牙病 …………………………………………………………（238）
　　ZF05　口腔病 ………………………………………………………（238）
ZG　骨伤科用药 …………………………………………………………（239）
　　ZG01　活血化瘀剂 …………………………………………………（239）
　　　ZG01A　内服药 ……………………………………………………（239）
　　　ZG01B　外用药 ……………………………………………………（240）
　　ZG02　活血通络剂 …………………………………………………（240）
　　　ZG02A　内服药 ……………………………………………………（240）
　　　ZG02B　外用药 ……………………………………………………（242）
　　ZG03　补肾壮骨剂 …………………………………………………（243）
ZH　皮肤科用药 …………………………………………………………（244）
ZI　民族药 ………………………………………………………………（245）
　　ZI01　藏药 …………………………………………………………（245）
　　ZI02　蒙药 …………………………………………………………（248）
　　ZI03　维药 …………………………………………………………（249）

三、中药饮片部分 ………………………………………………………（251）

索引 …………………………………………………………………………（252）
　　一、西药中文药名拼音索引 …………………………………………（252）
　　二、中成药中文药名拼音索引 ………………………………………（278）

一、西药部分

药品分类代码	药品分类	编号	药品名称	剂型	备注	自付比例
XA	消化道和代谢方面的药物					
XA01	口腔科制剂					
	甲	1	复方硼砂	外用液体剂		—
	乙	2	糠馏醇	口服常释剂型		5%
	乙	3	克霉唑	口服常释剂型		0
	乙	4	氯己定	外用液体剂	△	5%
	乙	5	替硝唑	外用液体剂		5%
	乙	6	西吡氯铵	外用液体剂	△	5%
	乙	7	西地碘	含片		5%
XA02	治疗胃酸相关类疾病的药物					
XA02A	抗酸药					
	甲	8	大黄碳酸氢钠	口服常释剂型		—
	甲	9	小儿大黄碳酸氢钠	口服常释剂型		—
	甲	10	复方氢氧化铝	口服常释剂型		—
	甲	11	枸橼酸铋钾	口服常释剂型		—
	甲	12	碳酸氢钠	口服常释剂型		—
	乙	13	复方铝酸铋	颗粒剂	△	5%
	乙	★（11）	枸橼酸铋钾	颗粒剂		0

药品分类代码	药品分类	编号	药品名称	剂型	备注	自付比例
	乙	14	胶体果胶铋	口服常释剂型		0
	乙	15	铝碳酸镁	口服常释剂型咀嚼片	△	5%
	乙	★(14)	胶体果胶铋	口服液体剂		5%
	乙	16	磷酸铝	凝胶剂		5%
XA02B	治疗消化性溃疡病和胃食道反流病的药物					
XA02BA	H2-受体拮抗剂					
	甲	17	法莫替丁	口服常释剂型		—
	甲	★(17)	法莫替丁	注射剂		—
	甲	18	雷尼替丁	口服常释剂型		—
	甲	★(18)	雷尼替丁	注射剂		—
	乙	19	尼扎替丁	口服常释剂型		5%
	乙	20	罗沙替丁醋酸酯	注射剂	限二级及以上医院	5%
XA02BC	质子泵抑制剂					
	甲	21	奥美拉唑	口服常释剂型		—
	乙	22	埃索美拉唑（艾司奥美拉唑）	口服常释剂型	△	20%
	乙	★(22)	埃索美拉唑（艾司奥美拉唑）	注射剂	限有说明书标明的疾病诊断且有禁食医嘱或吞咽困难的患者	20%

药品分类代码	药品分类	编号	药品名称	剂型	备注	自付比例
	乙	23	艾普拉唑	口服常释剂型	限有十二指肠溃疡诊断患者的二线用药	20%
	乙	★(21)	奥美拉唑	注射剂	限有说明书标明的疾病诊断且有禁食医嘱或吞咽困难的患者	0
	乙	24	兰索拉唑	口服常释剂型	△	5%
	乙	★(24)	兰索拉唑	注射剂	限有说明书标明的疾病诊断且有禁食医嘱或吞咽困难的患者	20%
	乙	25	雷贝拉唑	口服常释剂型	△	5%
	乙	26	泮托拉唑	口服常释剂型	△	5%
	乙	★(26)	泮托拉唑	注射剂	限有说明书标明的疾病诊断且有禁食医嘱或吞咽困难的患者	20%
	乙	27	奥美拉唑碳酸氢钠	口服常释剂型	限有十二指肠溃疡诊断患者的二线用药	5%
	乙	★(24)	兰索拉唑	口腔崩解片		20%
XA02BX	其他治疗消化性溃疡病和胃食道反流病的药物					
	乙	28	吉法酯	口服常释剂型		5%

药品分类代码	药品分类	编号	药品名称	剂型		备注	自付比例
		29	硫糖铝	口服常释剂型 口服液体剂	△		0
	乙	★(29)	硫糖铝	颗粒剂	△		5%
	乙	★(29)	硫糖铝	混悬凝胶剂	△		5%
	乙	30	瑞巴派特	口服常释剂型	△		5%
	乙	31	替普瑞酮	口服常释剂型	△		5%
	乙	32	复方丙谷胺	口服常释剂型			5%
XA03	治疗功能性胃肠道疾病的药物						
XA03A	治疗功能性肠道疾病的药物						
	乙	33	二甲硅油	口服常释剂型 口服散剂	△		5%
	乙	34	间苯三酚	注射剂			5%
	乙	35	匹维溴铵	口服常释剂型			5%
	乙	36	曲美布汀	口服常释剂型			5%
	乙	37	曲匹布通	口服常释剂型			5%
	乙	38	溴丙胺太林	口服常释剂型	△		5%
	乙	39	罂粟碱	口服常释剂型			5%
	乙	★(39)	罂粟碱	注射剂			5%
XA03B	单方颠茄及其衍生物						

药品分类代码	药品分类	编号	药品名称	剂型	备注	自付比例
	甲	40	阿托品	口服常释剂型		—
	甲	★(40)	阿托品	注射剂		—
	甲	41	颠茄	口服常释剂型口服液体剂		—
	甲	42	山莨菪碱	口服常释剂型		—
	甲	★(42)	山莨菪碱	注射剂		—
	乙	43	丁溴东莨菪碱	口服常释剂型		5%
	乙	★(43)	丁溴东莨菪碱	注射剂		5%
	乙	44	东莨菪碱	口服常释剂型		0
	乙	★(44)	东莨菪碱	注射剂		0
XA03F	胃肠动力药					
	甲	45	多潘立酮	口服常释剂型		—
	甲	46	甲氧氯普胺	口服常释剂型		—
	甲	★(46)	甲氧氯普胺	注射剂		—
	乙	★(45)	多潘立酮	口服液体剂	限儿童或吞咽困难患者	5%
	乙	★(45)	多潘立酮	栓剂		5%
	乙	47	莫沙必利	口服常释剂型颗粒剂	△	5%
	乙	48	溴米那普鲁卡因	注射剂		5%

药品分类代码	药品分类	编号	药品名称	剂型	备注	自付比例
	乙	49	伊托必利	口服常释剂型	△	5%
	乙	50	氯波必利	口服常释剂型		5%
	乙	51	西沙必利	口服常释剂型		5%
XA04	止吐药和止恶心药					
	甲	52	昂丹司琼	口服常释剂型		—
	乙	★(52)	昂丹司琼	注射剂	限放化疗且吞咽困难患者	5%
	乙	53	多拉司琼	注射剂	限放化疗且吞咽困难患者的二线用药	20%
	乙	54	格拉司琼	口服常释剂型		5%
	乙	★(54)	格拉司琼	注射剂	限放化疗且吞咽困难患者	5%
	乙	55	帕洛诺司琼	注射剂	限放化疗且吞咽困难患者的二线用药	20%
	乙	56	托烷司琼	口服常释剂型口服液体剂		5%
	乙	★(56)	托烷司琼	注射剂	限放化疗且吞咽困难患者	5%
	乙	57	阿扎司琼	注射剂	限放化疗且吞咽困难患者	20%
XA05	胆和肝治疗药					
XA05A	胆治疗药					
	甲	58	熊去氧胆酸	口服常释剂型		—

药品分类代码	药品分类	编号	药品名称	剂型	备注	自付比例
	乙	59	苯丙醇	口服常释剂型		5%
	乙	60	去氢胆酸	口服常释剂型		5%
	乙	61	亮菌甲素	注射剂	限三级甲等医院使用	5%
	乙	62	羟甲烟胺	口服常释剂型		5%
XA05B	肝脏治疗药、抗脂肪肝药					
	甲	63	联苯双酯	口服常释剂型 滴丸剂		—
	乙	64	促肝细胞生长素	注射剂	限肝功能衰竭	5%
	乙	65	多烯磷脂酰胆碱	口服常释剂型	△	5%
	乙	★(65)	多烯磷脂酰胆碱	注射剂	限抢救或肝功能衰竭	5%
	乙	66	复方甘草甜素（复方甘草酸苷）	口服常释剂型		5%
	乙	★(66)	复方甘草甜素（复方甘草酸苷）	注射剂	限肝功能衰竭或无法口服甘草酸口服制剂的患者	5%
	乙	67	甘草酸二铵	口服常释剂型		0
	乙	★(67)	甘草酸二铵	注射剂	限肝功能衰竭或无法口服甘草酸口服制剂的患者	0
	乙	68	谷胱甘肽	口服常释剂型	限肝功能衰竭	5%
	乙	★(68)	还原型谷胱甘肽	注射剂	限药物性肝损伤或肝功能衰竭	5%

药品分类代码	药品分类	编号	药品名称	剂型	备注	自付比例
	乙	69	甲硫氨酸维 B₁	注射剂	限药物中毒	5%
	乙	70	硫普罗宁	口服常释剂型		5%
	乙	★(70)	硫普罗宁	注射剂		5%
	乙	71	门冬氨酸鸟氨酸	注射剂	限肝功能衰竭	5%
	乙	72	葡醛内酯	口服常释剂型		0
	乙	★(72)	葡醛内酯	注射剂		0
	乙	73	双环醇	口服常释剂型		5%
	乙	★(73)	双环醇	注射剂	限肝功能衰竭或无法口服双环醇口服制剂的患者	5%
	乙	74	水飞蓟宾/水飞蓟宾葡甲胺	口服常释剂型		5%
	乙	75	异甘草酸镁	注射剂	限肝功能衰竭或无法口服甘草酸口服制剂的患者	5%
	乙	★(64)	促肝细胞生长素	口服常释剂型		5%
	乙	76	复方二氯醋酸二异丙胺	注射剂	限肝功能衰竭或无法口服二氯醋酸二异丙胺口服制剂的患者	5%
	乙	★(76)	复方二氯醋酸二异丙胺	口服常释剂型		5%
	乙	77	抗乙肝免疫糖核糖酸	注射剂	限乙肝病毒复制的活动性肝炎患者	5%

药品分类代码	药品分类	编号	药品名称	剂型	备注	自付比例
	乙	78	齐墩果酸	口服常释剂型		5%
	乙	79	复方联苯双酯	口服常释剂型		5%
	乙	80	奥拉米特	口服常释剂型		5%
	乙	81	甘草酸单铵半胱氨酸氯化钠	注射剂	限胆红素升高正常值高值 2 倍或转氨酶升高正常值高值 3 倍以上患者	5%
	乙	82	精氨酸谷氨酸	注射剂	限肝昏迷患者	5%
	乙	83	核糖核酸核糖核酸（Ⅰ、Ⅱ、Ⅲ）	注射剂	限慢性活动性肝炎	5%
X A06			治疗便秘药物			
	甲	84	酚酞	口服常释剂型		—
	甲	85	聚乙二醇	口服散剂		—
	甲	86	开塞露开塞露（甘油）	外用液体剂灌肠剂		—
	甲	87	硫酸镁	口服散剂口服液体剂		—
	乙	88	多库酯钠	口服常释剂型	△	5%
	乙	89	复方聚乙二醇电解质Ⅰ（Ⅱ、Ⅲ、Ⅳ）	口服散剂		5%

药品分类代码	药品分类	编号	药品名称	剂型	备注	自付比例
	乙	90	甘油	栓剂 灌肠剂		5%
	乙	91	聚卡波非钙	口服常释剂型	△	5%
	乙	92	普芦卡必利	口服常释剂型	限二线用药	5%
	乙	93	乳果糖	口服散剂 口服液体剂		5%
	乙	94	液状石蜡	口服液体剂		5%
	乙	95	磷酸钠	口服液体剂 灌肠剂		5%
XA07	止泻药、肠道消炎药、肠道抗感染药					
XA07A	肠道抗感染药					
	甲	96	小檗碱	口服常释剂型		—
	甲	97	小儿小檗碱	口服常释剂型		—
	乙	98	利福昔明	口服常释剂型 口服液体剂		5%
	乙	99	新霉素	口服常释剂型		5%
XA07B	肠道吸附剂					
	甲	100	蒙脱石	口服散剂		—
	甲	101	药用炭	口服常释剂型 口服散剂		—

药品分类代码	药品分类	编号	药品名称	剂型	备注	自付比例
	乙	★（100）	蒙脱石	口服常释剂型 颗粒剂		5%
	乙	★（100）	蒙脱石	口服液体剂	限儿童	0
XA07C	含碳水化合物的电解质					
	甲	102	补液盐 I（II，III）	口服散剂	△	—
XA07D	胃肠动力减低药					
	甲	103	复方地芬诺酯	口服常释剂型		—
	乙	104	洛哌丁胺	颗粒剂	限儿童	0
	乙	★（104）	洛哌丁胺	口服常释剂型		5%
XA07E	肠道抗炎药					
	甲	105	柳氮磺吡啶	口服常释剂型		—
	甲	★（105）	柳氮磺吡啶	栓剂		—
	乙	106	美沙拉秦（美沙拉嗪）	口服常释剂型 缓释剂型 缓释控释剂型 缓控释颗粒剂 栓剂 灌肠剂		5%
XA07F	止泻微生物					
	甲	107	地衣芽孢杆菌活菌	口服常释剂型	△	—
	乙	★（107）	地衣芽孢杆菌活菌	颗粒剂	△	0

药品分类代码	药品分类	编号	药品名称	剂型	备注	自付比例
	乙	108	枯草杆菌、肠球菌二联活菌	口服常释剂型	△	5%
	乙	109	枯草杆菌二联活菌	口服常释剂型	△	5%
	乙	110	双歧杆菌活菌	口服常释剂型	△	5%
	乙	111	双歧杆菌乳杆菌三联活菌	口服常释剂型	△	5%
	乙	112	双歧杆菌三联活菌	口服常释剂型	△	0
	乙	★(112)	双歧杆菌三联活菌	口服散剂	△	5%
XA07X	其他止泻药					
	乙	113	消旋卡多曲	口服常释剂型 颗粒剂 口服散剂		5%
XA09	消化药,包括酶类					
	甲	114	乳酶生	口服常释剂型		—
	乙	115	复方阿嗪米特	口服常释剂型	△	5%
	乙	116	干酵母	口服常释剂型	△	0
	乙	117	米曲菌胰酶	口服常释剂型	△	5%
	乙	118	胰酶	口服常释剂型	△	5%
	乙	119	链霉蛋白酶	颗粒剂		5%
XA10	糖尿病用药					
XA10A	胰岛素及其类似药物					

药品分类代码	药品分类		编号	药品名称	剂型	备注	自付比例
XA10AB	胰岛素及其类似物,短效						
		甲	120	动物源短效胰岛素	注射剂		—
		甲	121	重组人胰岛素 生物合成人胰岛素	注射剂		—
		乙	122	短效胰岛素类似物	注射剂	◇；限Ⅰ型糖尿病患者；其他短效胰岛素和口服药难以控制的Ⅱ型糖尿病患者	5%
XA10AC	胰岛素及其类似物,中效						
		甲	123	低精蛋白锌胰岛素	注射剂		—
		甲	124	动物源中效胰岛素	注射剂		—
		乙	125	人中效胰岛素	注射剂	◇	5%
XA10AD	胰岛素及其类似物,预混						
		甲	126	动物源预混胰岛素	注射剂		—
		甲	127	普通胰岛素预混	注射剂	◇	—
		乙	128	胰岛素类似物预混	注射剂	◇；限Ⅰ型糖尿病患者；其他短效胰岛素和口服药难以控制的Ⅱ型糖尿病患者	5%
XA10AE	胰岛素及其类似物,长效						
		甲	129	动物源长效胰岛素	注射剂		—
		甲	130	精蛋白锌胰岛素	注射剂		—

药品分类代码	药品分类	编号	药品名称	剂型	备注	自付比例
XA10B	乙	131	长效胰岛素类似物	注射剂	◇;限Ⅰ型糖尿病患者;中长效胰岛素难以控制的其他Ⅱ型糖尿病患者	5%
	降血糖药物,不含胰岛素					
XA10BA	双胍类					
	甲	132	二甲双胍	口服常释剂型		—
	乙	★(132)	二甲双胍	缓释控释剂型		5%
XA10BB	磺酰脲类衍生物					
	甲	133	格列本脲	口服常释剂型		—
	甲	134	格列吡嗪	口服常释剂型		—
	甲	135	格列美脲	口服常释剂型		—
	乙	★(134)	格列吡嗪	缓释控释剂型		5%
	乙	136	格列喹酮	口服常释剂型		5%
	乙	137	格列齐特、格列齐特Ⅱ	口服常释剂型		0
	乙	★(137)	格列齐特	缓释控释剂型		5%
XA10BD	口服复方降糖药					
	乙	138	吡格列酮二甲双胍	口服常释剂型	限二线用药	5%
XA10BF	α-葡萄糖苷酶抑制剂					
	甲	139	阿卡波糖	口服常释剂型		—

药品分类代码	药品分类	编号	药品名称	剂型	备注	自付比例
	乙	140	伏格列波糖	口服常释剂型		5%
	乙	141	米格列醇	口服常释剂型		5%
	乙	★（139）	阿卡波糖	咀嚼片		5%
XA10BG	噻唑烷二酮类					
	乙	142	吡格列酮	口服常释剂型		5%
	乙	143	罗格列酮	口服常释剂型		5%
XA10BH	二肽基肽酶-4（DPP-4）抑制剂					
	乙	144	阿格列汀	口服常释剂型	限二线用药	5%
	乙	145	利格列汀	口服常释剂型	限二线用药	5%
	乙	146	沙格列汀	口服常释剂型	限二线用药	5%
	乙	147	维格列汀	口服常释剂型	限二线用药	5%
	乙	148	西格列汀	口服常释剂型	限二线用药	5%
XA10BJ	胰高血糖素样肽-1（GLP-1）类似物					
	乙.TX01	149	利拉鲁肽	注射剂	限二甲双胍等口服降糖药或胰岛素控制效果不佳的 BMI≥25 的患者，并需二级及以上医疗机构专科医师处方	5% 医保支付标准：不高于 410 元（3mL：18mg/支，预填充注射笔）

药品分类代码	药品分类	编号	药品名称	剂型	备注	自付比例
XA10BK	钠葡萄糖协同转运同蛋白2（SGLT2）抑制剂					
	乙	150	达格列净	口服常释剂型	限二线用药	5%
XA10BX	其他降血糖药					
	乙	151	米格列奈钙	口服常释剂型		5%
	乙	152	那格列奈	口服常释剂型		5%
	乙	153	瑞格列奈	口服常释剂型		5%
XA10X	其他的糖尿病用药					
	乙	154	依帕司他	口服常释剂型		20%
XA11	维生素类					
	甲	155	维生素 B_1	注射剂		—
	甲	156	维生素 B_2	口服常释剂型		—
	甲	157	维生素 B_6	注射剂		—
	甲	158	维生素 C	注射剂		—
	甲	159	维生素 D_2	口服常释剂型		—
	甲	★（159）	维生素 D_2	注射剂		—
	甲	160	维生素 D_3	注射剂		—
	乙	161	阿法骨化醇	口服常释剂型	限中、重度骨质疏松；肾性骨病；甲状旁腺功能减退症	0
	乙	162	复合维生素 B	口服常释剂型	△	0

药品分类代码	药品分类	编号	药品名称	剂型	备注	自付比例
	乙	163	骨化三醇	口服常释剂型	限中、重度骨质疏松；肾性骨病；甲状旁腺功能减退症	5%
	乙	★（163）	骨化三醇	注射剂	限肾透析并有低钙血症的患者	5%
	乙	164	水溶性维生素	注射剂	限与脂肪乳、氨基酸等肠外营养药物配合使用时时支付，单独使用不予支付	20%
	乙	165	碳酸钙 D_3	口服常释剂型 颗粒剂	△	5%
	乙	166	维生素 A	口服常释剂型		0
	乙	★（155）	维生素 B_1	口服常释剂型	△	0
	乙	★（156）	维生素 B_2	注射剂		5%
	乙	★（157）	维生素 B_6	口服常释剂型		0
	乙	★（158）	维生素 C	口服常释剂型	△	0
	乙	★（160）	维生素 D_3	口服常释剂型		5%
	乙	167	硒醇母	口服常释剂型	△	5%
	乙	168	小儿碳酸钙 D_3	颗粒剂	限小儿佝偻病	0
	乙	169	烟酰胺	口服常释剂型	△	5%
	乙	★（169）	烟酰胺	注射剂		5%
	乙	170	脂溶性维生素Ⅰ（Ⅱ）	注射剂	限与脂肪乳、氨基酸等肠外营养药物配合使用时时支付，单独使用不予支付	20%

药品分类代码	药品分类	编号	药品名称	剂型	备注	自付比例
	乙	171	维生素E	口服常释剂型		0
	乙	172	维生素AD	口服常释剂型/口服液体剂		0
XA12	矿物质补充剂					
	甲	★(87)	硫酸镁	注射剂		—
	甲	173	氯化钾	口服常释剂型/缓释控释剂型/颗粒剂		—
	甲	174	葡萄糖酸钙	口服常释剂型		—
	甲	★(174)	葡萄糖酸钙	注射剂		—
	乙	175	醋酸钙	口服常释剂型	△	5%
	乙	176	复合磷酸氢钾	注射剂	限有禁食5天以上医嘱且有需要补磷的检验证据的患者	5%
	乙	177	枸橼酸钾	颗粒剂	△	5%
	乙	178	硫酸锌	口服常释剂型/口服溶液剂	△；限有锌缺乏检验证据的患者	5%
	乙	179	氯化钙	注射剂		0
	乙	180	门冬氨酸钾镁	口服常释剂型	限低钾血症患者的二线用药	5%
	乙	★(174)	葡萄糖酸钙	颗粒剂	△	5%
	乙	181	碳酸钙	口服常释剂型/颗粒剂	△	0

药品分类代码	药品分类	编号	药品名称	剂型	备注	自付比例
	乙	182	枸橼酸苹果酸钙	口服常释剂型		5%
	乙	★（177）	枸橼酸钾	缓释控释剂型口服液体剂		5%
	乙	183	甘草锌	口服常释剂型颗粒剂		5%
	乙	184	复方锌铁钙	口服液体剂		5%
XA14	全身用蛋白同化药					
	甲	185	苯丙酸诺龙	注射剂		—
	乙	186	司坦唑醇	口服常释剂型		5%
XA16	其他消化道及代谢用药					
	乙	187	缓解消化道不适症状的复方OTC制剂		◇；△	5%
	乙	188	茴三硫	口服常释剂型		0
	乙	189	加贝酯	注射剂		5%
	乙	190	硫辛酸	注射剂	限有明确痛性糖尿病外周神经病变诊断的患者	5%
	乙	191	乌司他丁	注射剂		5%
	乙	192	腺苷蛋氨酸	口服常释剂型	限肝硬化及妊娠期内的肝内胆汁淤积	5%
	乙	★（192）	腺苷蛋氨酸	注射剂	限肝硬化及妊娠期内的肝内胆汁淤积	5%

药品分类代码	药品分类	编号	药品名称	剂型	备注	自付比例
	乙	193	特利加压素	注射剂	限食管静脉曲张出血抢救	5%
	乙	194	复方谷氨酰胺	口服常释剂型		5%
XB	血液和造血器官药					
XB01	抗血栓形成药					
XB01A	抗血栓形成药					
XB01AA	维生素K拮抗剂					
	甲	195	华法林	口服常释剂型		—
XB01AB	肝素类					
	甲	196	肝素	注射剂		—
	乙	197	达肝素钠	注射剂		5%
	乙	198	低分子肝素	注射剂		0
	乙	★(196)	肝素	封管液	限血液透析、体外循环、导管术、微血管手术等操作中及某些血液标本或器械的抗凝处理	5%
	乙	199	那屈肝素钙（那曲肝素钙）	注射剂		5%
	乙	200	依诺肝素钠	注射剂		5%
XB01AC	血小板凝聚抑制剂，肝素除外					
	甲	201	阿司匹林	口服常释剂型		—

· 20 ·

药品分类代码	药品分类		编号	药品名称	剂型	备注	自付比例
	甲		202	双嘧达莫	口服常释剂型		—
	乙		★(201)	阿司匹林	缓释控释剂型 肠溶缓释片		0
	乙		203	贝前列素	口服常释剂型	限有慢性动脉闭塞的诊断且有明确的跛行及严重疼痛体征的患者	5%
	乙		204	氯吡格雷	口服常释剂型	急性期使用不超过12个月；非急性期使用需有阿司匹林不能耐受的证据	0
	乙		205	沙格雷酯	口服常释剂型	限有慢性动脉闭塞的诊断且有明确的跛行及严重疼痛体征的患者	5%
	乙		★(202)	双嘧达莫	注射剂		5%
	乙		206	替罗非班 替罗非班氯化钠	注射剂	限急性冠脉综合征的介入治疗	5%
	乙 TX02		207	替格瑞洛	口服常释剂型	限急性冠脉综合征患者，支付不超过12个月	5% 医保支付标准：不高于8.45元(90mg/片)

药品分类代码	药品分类	编号	药品名称	剂型	备注	自付比例
	乙	208	西洛他唑	口服常释剂型	限有慢性动脉闭塞且有明确的下肢静脉溃疡、间歇性跛行及严重疼痛体征的患者	5%
	乙	209	依替巴肽	注射剂	限急性冠脉综合征的介入治疗	5%
	乙	210	吲哚布芬	口服常释剂型	限阿司匹林不能耐受的患者	5%
XB01 AD	酶类					
	甲	211	尿激酶	注射剂		—
	甲	212	重组链激酶	注射剂		—
	乙	213	阿替普酶	注射剂	限急性心肌梗死发病12小时内及脑梗死发病3小时内溶栓治疗时支付，超过说明书规定用药时限的不予支付	5%
	乙 TX03	214	重组人尿激酶原	注射剂	限急性心肌梗死发病12小时内使用	5% 医保支付标准：不高于1020元（5mg（50万IU）/支）
	乙	215	降纤酶	注射剂	限急性脑梗死的急救抢救	5%

药品分类代码	药品分类	编号	药品名称	剂型	备注	自付比例
	乙	216	纤溶酶	注射剂	限急性脑梗死的急救抢救	5%
	乙	217	蚓激酶	口服常释剂型	△	5%
XB01AE	直接凝血酶抑制剂					
	乙	218	阿加曲班	注射剂	限有急性脑梗死诊断并有运动神经麻痹体征且在发作后48小时内用药	5%
	乙	219	达比加群酯	口服常释剂型	限华法林治疗控制不良或出血高危的非瓣膜性房颤患者	5%
XB01AF	直接 Xa 因子抑制剂					
	乙	220	阿哌沙班	口服常释剂型	限下肢关节置换手术患者	5%
	乙	221	磺达肝癸钠	注射剂	限下肢关节置换手术患者	5%
	乙	222	利伐沙班	口服常释剂型	限华法林治疗控制不良的非瓣膜性房颤患者；下肢关节置换手术患者	5%
	乙	223	舒洛地特	口服常释剂型	限有明确临床检查证据及体征的下肢静脉血栓治疗	5%
XB01AX	其他抗血栓形成药					
	乙	224	阿魏酸哌嗪	口服常释剂型		5%
	乙	225	奥扎格雷	注射剂		5%

药品分类代码	药品分类	编号	药品名称	剂型	备注	自付比例
XB02	乙	226	参芎葡萄糖	注射剂	限缺血性心、脑血管病患者使用	20%
	抗出血药					
XB02A	抗纤维蛋白溶解药					
	甲	227	氨甲苯酸	口服常释剂型		—
	甲	★(227)	氨甲苯酸	注射剂		—
	甲	228	氨甲环酸	注射剂		—
	乙	229	氨基己酸	口服常释剂型		0
	乙	★(229)	氨基己酸	注射剂		0
	乙	★(229)	氨甲己酸氯化钠	注射剂		20%
	乙	★(227)	氨甲苯酸氯化钠 氨甲苯酸葡萄糖	注射剂		20%
	乙	★(228)	氨甲环酸	口服常释剂型		5%
	乙	★(228)	氨甲环酸氯化钠	注射剂		20%
	乙	230	抑肽酶	注射剂		5%
XB02B	维生素 K 和其他止血药					
	甲	231	甲萘氢醌	口服常释剂型		—
	甲	232	凝血酶	外用冻干制剂		—
	甲	233	人凝血因子Ⅷ	注射剂		—

药品分类代码	药品分类	编号	药品名称	剂型	备注	自付比例
	甲	234	维生素 K_1	注射剂		—
	甲	235	亚硫酸氢钠甲萘醌	注射剂		—
	乙	236	巴曲酶	注射剂		0
	乙	237	白眉蛇毒血凝酶	注射剂		5%
	乙	238	酚磺乙胺	注射剂		0
	乙	239	尖吻蝮蛇血凝酶	注射剂		5%
	乙	240	聚桂醇	注射剂	限消化道严重出血	5%
	乙	241	卡络磺钠（肾上腺色腙）	口服常释剂型		0
	乙	★（241）	卡络磺钠（肾上腺色腙）卡络磺钠氯化钠	注射剂		0
	乙	242	矛头蝮蛇血凝酶	注射剂		5%
	乙	243	人凝血酶原复合物	注射剂	限手术大出血和肝病导致的出血；乙型血友病和伴有因子Ⅷ抑制物的血友病患者	0
	乙	244	人纤维蛋白原	注射剂	限低纤维蛋白原血症致活动性出血	0
	乙	245	蛇毒血凝酶	注射剂		5%
	乙	★（234）	维生素 K_1	口服常释剂型		5%
	乙	★（235）	亚硫酸氢钠甲萘醌	口服常释剂型		5%

药品分类代码	药品分类	编号	药品名称	剂型	备注	自付比例
	乙、TX04	246	重组人凝血因子Ⅷa	注射剂	限以下情况方可支付:1、凝血因子Ⅷ或Ⅸ的抑制物>5BU的先天性血友病患者。2、获得性血友病患者。3、先天性FⅦ缺乏症患者。4、具有GPⅡb-Ⅲa和/或HLA抗体和既往存在或现在对血小板输注无效或不佳的血小板无力症患者	5% 医保支付标准:不高于5780元（1mg(50KIU)/支）
	乙	247	重组人凝血因子Ⅷ	注射剂	限儿童甲型血友病;成人甲型血友病限出血时使用	5%
	乙	248	重组人凝血因子Ⅸ	注射剂	限儿童乙型血友病;成人乙型血友病限出血时使用	5%
	乙	249	重组人血小板生成素	注射剂	限实体瘤化疗后所致的严重血小板减少症或特发性血小板减少性紫癜	5%
	乙	250	咖啡酸	口服常释剂型		5%
XB03	抗贫血药					
XB03A	铁制剂					
	甲	251	硫酸亚铁	缓释控释剂型		—
	甲	★（251）	硫酸亚铁	口服常释剂型		—

药品分类代码	药品分类		编号	药品名称	剂型	备注	自付比例
		甲	252	右旋糖酐铁	注射剂		—
		甲	253	琥珀酸亚铁	口服常释剂型		—
		乙	254	多糖铁复合物	口服常释剂型	限妊娠期妇女	5%
		乙	255	富马酸亚铁	口服常释剂型 口服液体剂 颗粒剂 咀嚼片		5%
		乙	★（253）	琥珀酸亚铁	缓释控释剂型 颗粒剂		5%
		乙	256	葡萄糖酸亚铁	口服常释剂型		0
		乙	257	山梨醇铁	注射剂		5%
		乙	258	蔗糖铁	注射剂		5%
		乙	259	十维铁	咀嚼片		20%
		乙	260	复方硫酸亚铁叶酸	口服常释剂型		5%
		乙	261	二维亚铁	颗粒剂		5%
		乙	262	多维铁	口服液体剂		5%
XB03B	维生素 B_{12} 和叶酸						
		甲	263	维生素 B_{12}	注射剂		—
		甲	264	叶酸	口服常释剂型		—

药品分类代码	药品分类	编号	药品名称	剂型	备注	自付比例
	乙	265	甲钴胺	口服常释剂型		5%
	乙	★（265）	甲钴胺	注射剂	限维生素 B₁₂ 缺乏的巨幼红细胞性贫血且有禁食医嘱或因吞咽困难等，无法使用甲钴胺口服制剂的患者	5%
	乙	266	利可君	口服常释剂型		0
	乙	267	腺苷钴胺	口服常释剂型		0
	乙	★（267）	腺苷钴胺	注射剂	限巨幼红细胞性贫血或因吞咽困难等，无法使用腺苷钴胺口服制剂的患者食医嘱	5%
	乙	★（264）	叶酸	注射剂		5%
	乙	268	重组人促红素（CHO 细胞）	注射剂	限肾性贫血	5%
	乙	269	重组人促红素 - β（CHO 细胞）	注射剂	限肾性贫血	5%
	乙	★（263）	维生素 B₁₂	口服常释剂型		5%
XB05	血液代用品和灌注液					
XB05A	血液和相关制品					
	甲	270	右旋糖酐（20，40，70）氯化钠 右旋糖酐（20，40，70）葡萄糖	注射剂		—

药品分类代码	药品分类	编号	药品名称	剂型	备注	自付比例
	乙	271	琥珀酰明胶	注射剂	限低血容量性休克或手术创伤、烧伤等引起的显著低血容量患者	5%
	乙	272	羟乙基淀粉（20,40）氯化钠 羟乙基淀粉（200/0.5）氯化钠	注射剂	限低容量性休克或手术创伤、烧伤等引起的显著低血容量患者	5%
	乙	★（272）	羟乙基淀粉（130/0.4）氯化钠	注射剂	限低容量性休克或手术创伤、烧伤等引起的显著低血容量患者	0
	乙	273	人血白蛋白	注射剂	限抢救、重症或因肝硬化、癌症引起胸腹水且白蛋白低于30g/L的患者	20%
	乙	274	右旋糖酐40氨基酸（低分子右旋糖酐氨基酸）	注射剂	限低容量性休克或手术创伤、烧伤等引起的显著低血容量患者	5%
XB05B	静脉注射液					
XB05BA	胃肠外营养液					
	甲	275	复方氨基酸（18AA,18AA－Ⅰ,18AA－Ⅱ,18AA－Ⅲ,18AA－Ⅴ）	注射剂		—

药品分类代码	药品分类	编号	药品名称	剂型	备注	自付比例
	甲	276	小儿复方氨基酸（18AA－Ⅰ、18AA－Ⅱ）	注射剂		—
	乙	277	复方氨基酸（15AA）	注射剂	限有明确的肝硬化、重症肝炎和肝昏迷诊断证据	0
	乙	★（275）	复方氨基酸（18AA－Ⅶ、18B）	注射剂		20%
	乙	278	复方氨基酸（20AA）	注射剂	限有明确的肝硬化、重症肝炎和肝昏迷诊断证据	20%
	乙	279	复方氨基酸（3AA）	注射剂	限有明确的肝硬化、重症肝炎和肝昏迷诊断证据	20%
	乙	280	复方氨基酸（6AA）	注射剂	限有明确的肝硬化、重症肝炎和肝昏迷诊断证据	20%
	乙	281	复方氨基酸（9AA）	注射剂		0
	乙	282	小儿复方氨基酸（19AA－Ⅰ）	注射剂		0
	乙	283	脂肪乳（C14－24）[指大豆油]	注射剂		20%
	乙	284	ω－3鱼油脂肪乳	注射剂	限中重度炎症及感染患者	20%
	乙	285	中/长链脂肪乳（C6－24）	注射剂		20%
	乙	286	中/长链脂肪乳（C8－24）中/长链脂肪乳（C8－24Ve）	注射剂		20%

药品分类代码	药品分类	编号	药品名称	剂型	备注	自付比例
	乙	287	结构脂肪乳（C6－24）	注射剂	限肝硬化失代偿期者	20%
	乙	288	脂肪乳氨基酸葡萄糖	注射剂		20%
	乙	289	多种维生素（12）（12种复合维生素）	注射剂	限有禁食医嘱患者	20%
	乙	290	氨基酸	注射剂	限有禁食医嘱患者	20%
XB05BB	影响电解质平衡的溶液					
	甲	291	复方氯化钠	注射剂		—
	甲	292	葡萄糖	注射剂		—
	甲	293	葡萄糖氯化钠	注射剂		—
	甲	294	乳酸钠	注射剂		—
	甲	295	乳酸钠林格	注射剂		—
	乙	296	复方乳酸钠葡萄糖	注射剂		5%
	乙	297	果糖	注射剂	限因胰岛素抵抗无法使用葡萄糖的抢救患者，果糖总量每日不超过50g	5%
	乙	★（297）	果糖氯化钠	注射剂	限因胰岛素抵抗无法使用葡萄糖的抢救患者，果糖总量每日不超过50g	20%
	乙	298	灭菌注射用水	注射剂		5%

药品分类代码	药品分类	编号	药品名称	剂型	备注	自付比例
	乙	299	醋酸钠林格	注射剂	限危急重症患者液体复苏使用	5%
	乙	300	钠钾镁钙葡萄糖	注射剂	限有电解质紊乱患者使用	5%
XB05BC			产生渗透性利尿的溶液			
	甲	301	甘露醇	注射剂		—
	甲	302	甘油果糖 甘油果糖氯化钠	注射剂		—
	乙	303	复方甘油	注射剂		5%
	乙	304	山梨醇	注射剂		5%
XB05D			腹膜透析液			
	甲	305	腹膜透析液	注射剂		—
XB05X			静脉注射液添加剂			
	甲	306	精氨酸	注射剂		—
	甲	★(173)	氯化钾	注射剂		—
	甲	307	氯化钠	注射剂		—
	甲	★(12)	碳酸氢钠	注射剂		—
	乙	308	丙氨酰合氨酰胺	注射剂	限有禁食医嘱的患者，并符合凡例对肠内外营养制剂的规定	20%

药品分类代码	药品分类		编号	药品名称	剂型	备注	自付比例
		乙	309	甘油磷酸钠	注射剂		20%
		乙	★(180)	门冬氨酸钾镁	注射剂	限有禁食医嘱或因吞咽困难等无法使用门冬氨酸钾镁口服制剂的患者	20%
		乙	310	赖氨酸	注射剂	限有禁食医嘱的患者使用	20%
		乙	311	小儿电解质补给	注射剂		5%
		乙	312	门冬氨酸钾	注射剂	限低钾血症患者的二线用药	20%
XB06	其他血液系统用药						
		乙	★(301)	甘露醇	冲洗剂		5%
		乙	313	糜蛋白酶	注射剂		0
		乙	314	胰蛋白酶	注射剂		5%
		乙	315	血液滤过置换基础液	注射剂		5%
		乙	316	血液滤过置换液	注射剂		5%
XC	心血管系统						
XC01	心脏治疗药						
XC01A	强心苷						
		甲	317	地高辛	口服常释剂型		—
		甲	★(317)	地高辛	注射剂		—
		甲	318	毒毛花苷K	注射剂		—

药品分类代码	药品分类	编号	药品名称	剂型	备注	自付比例
	甲	319	毛花苷丙	注射剂		—
	甲	320	去乙酰毛花苷	注射剂		—
	乙	★(317)	地高辛	口服液体剂		5%
XC01B	I 类和 III 类的抗心律失常药					
	甲	321	胺碘酮	口服常释剂型		—
	甲	★(321)	胺碘酮	注射剂		—
	甲	322	奎尼丁	口服常释剂型		—
	甲	323	利多卡因	注射剂		—
	甲	324	美西律	口服常释剂型		—
	甲	325	普鲁卡因胺	注射剂		—
	甲	326	普罗帕酮	口服常释剂型		—
	甲	★(326)	普罗帕酮	注射剂		—
	乙	327	丙吡胺	口服常释剂型		5%
	乙	328	莫雷西嗪	口服常释剂型		5%
	乙	329	托西溴苄铵	注射剂		5%
	乙	330	伊布利特	注射剂	限新发房颤转复	5%
XC01C	强心苷类除外的心脏兴奋药					
	甲	331	多巴胺	注射剂		—
	甲	332	多巴酚丁胺	注射剂		—

药品分类代码	药品分类	编号	药品名称	剂型	备注	自付比例
	甲	333	间羟胺	注射剂		—
	甲	334	麻黄碱	注射剂		—
	甲	335	去甲肾上腺素	注射剂		—
	甲	336	肾上腺素	注射剂		—
	甲	337	异丙肾上腺素	注射剂		—
	乙	338	米多君	口服常释剂型		5%
	乙	339	米力农	注射剂		5%
	乙	★（339）	米力农氯化钠 米力农葡萄糖	注射剂		20%
	乙	340	去氧肾上腺素	注射剂		5%
	乙	341	左西孟旦	注射剂	限规范治疗效果不佳的急性失代偿性心力衰竭短期治疗	5%
	乙	342	甲氧明	注射剂		5%
XC01D	用于心脏疾患的血管扩张药					
	甲	343	硝酸甘油	口服常释剂型		—
	甲	★（343）	硝酸甘油	注射剂		—
	甲	344	硝酸异山梨酯	口服常释剂型		—
	甲	★（344）	硝酸异山梨酯	注射剂		—
	乙	345	单硝酸异山梨酯	口服常释剂型		0

药品分类代码	药品分类	编号	药品名称	剂型	备注	自付比例
	乙	★（345）	单硝酸异山梨酯	注射剂		5%
	乙	★（345）	单硝酸异山梨酯（Ⅰ、Ⅱ、Ⅲ、Ⅳ）	缓释控释剂型		5%
	乙	346	尼可地尔	口服常释剂型		5%
	乙	★（343）	硝酸甘油	舌下片剂		0
	乙	★（344）	硝酸异山梨酯	缓释控释剂型		5%
XC01E	其他心脏疾病用药					
	乙 TX05	347	重组人脑利钠肽	注射剂	限二级及以上医疗机构用于规范治疗效果不佳的急性失代偿性心力衰竭短期治疗，单次住院院支付不超过3天	5% 医保支付标准：不高于585元（0.5mg（500U）/瓶）
	乙	348	丹参酮ⅡA	注射剂		5%
	乙	349	葛根素	注射剂		5%
	乙	350	果糖二磷酸钠	注射剂	限有低磷血症检验证据	5%
	乙	351	前列地尔	注射剂	限有四肢缺血资料静息性疼痛症状的慢性动脉闭塞症	20%
	乙	352	曲美他嗪	口服常释剂型缓释控释剂型		5%

药品分类代码	药品分类	编号	药品名称	剂型	备注	自付比例
	乙	353	腺苷	注射剂		5%
	乙	354	伊伐布雷定	口服常释剂型		5%
	乙	355	磷酸肌酸钠	注射剂	限心脏手术时加入心脏停搏液中保护心肌，或有明确心肌缺血相关诊断患者使用	20%
	乙	★(351)	前列地尔	干乳剂	限有四肢溃疡体征或静息性疼痛症状的慢性动脉闭塞症	20%
XC02	抗高血压药					
XC02A	中枢作用的抗肾上腺素能药					
	甲	356	利血平	注射剂		—
	乙	357	地巴唑	口服常释剂型		0
	乙	358	甲基多巴	口服常释剂型		5%
	乙	359	可乐定	口服常释剂型		5%
	乙	★(359)	可乐定	贴剂 透皮贴剂	限持续使用可乐定的患者且有因禁食，吞咽困难、昏迷等无法使用可乐定口服固体制剂的证据	5%
	乙	★(356)	利血平	口服常释剂型		0
XC02C	外周作用的抗肾上腺素能药					
	甲	360	哌唑嗪	口服常释剂型		—

药品分类代码	药品分类	编号	药品名称	剂型	备注	自付比例
	乙	361	川芎嗪	注射剂		20%
	乙	362	多沙唑嗪	口服常释剂型 缓释控释剂型		5%
	乙	363	萘哌地尔	口服常释剂型		5%
	乙	364	乌拉地尔	口服常释剂型 缓释控释剂型		5%
	乙	★（364）	乌拉地尔	注射剂		5%
	乙	365	丹参川芎嗪	注射剂	限缺血性心、脑血管病患者使用	20%
XC02D			作用于小动脉平滑肌的药物			
	甲	366	硝普钠	注射剂		—
	乙	367	肼屈嗪	口服常释剂型		5%
	乙	★（367）	肼屈嗪	注射剂		5%
	乙	368	米诺地尔	口服常释剂型		5%
XC02K			其他抗高血压药			
XC02L			抗高血压药与利尿药的复方制剂			
	甲	369	复方利血平	口服常释剂型		—
	甲	370	复方利血平氨苯蝶啶	口服常释剂型		—
XC03			利尿剂			

药品分类代码	药品分类		编号	药品名称	剂型	备注	自付比例
XC03A	低效利尿药						
		甲	371	氢氯噻嗪	口服常释剂型		—
		甲	372	吲达帕胺	口服常释剂型 缓释控释剂型		—
XC03C	高效利尿药						
		甲	373	呋塞米	口服常释剂型		—
		甲	★(373)	呋塞米	注射剂		—
		乙	374	布美他尼	口服常释剂型		5%
		乙	★(374)	布美他尼	注射剂		5%
		乙	375	托拉塞米	口服常释剂型		5%
		乙	★(375)	托拉塞米	注射剂		5%
XC03D	保钾利尿药						
		甲	376	氨苯蝶啶	口服常释剂型		—
		甲	377	螺内酯	口服常释剂型		—
		乙	378	阿米洛利	口服常释剂型		5%
XC03X	其他利尿剂						
XC03XA	加压素拮抗剂						

药品分类代码	药品分类		编号	药品名称	剂型	备注	自付比例
		乙.TX06	379	托伐普坦	口服常释剂型	限明显的高容量性和正常容量性低钠血症（血钠浓度＜125mEq/L，或低钠血症治疗效果不明显但有症状且限液体限制效果不佳），包括伴有心力衰竭、肝硬化以及抗利尿激素分泌异常综合征的患者	5% 医保支付标准：不高于99元（15mg/片）、168.3元（30mg/片）
XC04	周围血管扩张药						
		甲	380	酚妥拉明	注射剂		—
		乙	381	阿魏酸钠	口服常释剂型		5%
		乙	382	二氢麦角碱	口服常释剂型/缓释控释剂型		5%
		乙	383	法舒地尔	注射剂	限蛛网膜下腔出血后的患者	20%
		乙	384	酚苄明	口服常释剂型		5%
		乙	★（384）	酚苄明	注射剂		5%
		乙	385	桂哌齐特	注射剂	限雷诺氏病	20%
		乙	386	己酮可可碱	口服常释剂型/缓释控释剂型		5%
		乙	★（386）	己酮可可碱	注射剂		20%

药品分类代码	药品分类	编号	药品名称	剂型	备注	自付比例
	乙	387	尼麦角林	口服常释剂型 缓释控释剂型		5%
	乙	388	妥拉唑啉	注射剂		5%
	乙	389	烟酸	口服常释剂型 缓释控释剂型		5%
	乙	★(389)	烟酸	注射剂		5%
	乙	390	烟酸肌醇酯	口服常释剂型		5%
	乙	391	胰激肽原酶	口服常释剂型	限有糖尿病诊断且有微循环障碍临床证据的患者	5%
	乙	★(391)	胰激肽原酶	注射剂	限有糖尿病诊断且有微循环障碍临床证据的患者	5%
	乙	★(381)	阿魏酸钠	注射剂	限缺血性心、脑血管病患者使用	5%
XC05	血管保护剂					
	乙	392	草木犀流浸液	口服常释剂型		5%
	乙	393	地奥司明	口服常释剂型		5%
	乙	394	复方角菜酸酯	栓剂 乳膏剂		5%
	乙	★(196)	肝素	乳膏剂	△	5%

药品分类代码	药品分类	编号	药品名称	剂型	备注	自付比例
	乙	395	七叶皂苷	口服常释剂型		5%
	乙	★（395）	七叶皂苷	注射剂		20%
	乙	396	曲克芦丁	口服常释剂型		0
	乙	★（396）	曲克芦丁	口服液体剂		5%
	乙	★（396）	曲克芦丁	注射剂		0
XC07	β–受体阻滞剂					
XC07A	β–受体阻滞剂					
XC07AA	非选择性 β–受体阻滞剂					
	甲	397	普萘洛尔	口服常释剂型		—
	乙	★（397）	普萘洛尔	缓释控释剂型		5%
	乙	★（397）	普萘洛尔	注射剂		5%
	乙	398	索他洛尔	口服常释剂型		5%
	乙	★（398）	索他洛尔	注射剂		5%
XC07AB	选择性 β–受体阻滞剂					
	甲	399	阿替洛尔	口服常释剂型		—
	甲	400	比索洛尔	口服常释剂型		—
	甲	401	美托洛尔	口服常释剂型		—
	甲	★（401）	美托洛尔	注射剂		—
	乙	402	艾司洛尔	注射剂		5%

药品分类代码	药品分类	编号	药品名称	剂型	备注	自付比例
XC07AG	乙	★(401)	美托洛尔	缓释控释剂型		5%
	α 和 β-受体阻滞剂					
	乙	403	阿罗洛尔	口服常释剂型		5%
	乙	404	卡维地洛	口服常释剂型		5%
	乙	405	拉贝洛尔	口服常释剂型		5%
XC08	钙通道阻滞剂					
XC08C	主要作用于血管的选择性钙通道阻滞剂					
	甲	406	氨氯地平	口服常释剂型		—
	甲	407	尼莫地平	口服常释剂型		—
	甲	408	尼群地平	口服常释剂型		—
	甲	409	硝苯地平	口服常释剂型		—
	乙	410	门冬氨酸氨氯地平	口服常释剂型		5%
	乙	411	氨氯地平阿托伐他汀钙	口服常释剂型		5%
	乙	412	贝尼地平	口服常释剂型		5%
	乙	413	非洛地平	口服常释剂型 缓释控释剂型		5%
	乙	★(413)	非洛地平Ⅱ	缓释控释剂型		5%
	乙	414	拉西地平	口服常释剂型		5%
	乙	415	乐卡地平	口服常释剂型		5%

药品分类代码	药品分类	编号	药品名称	剂型	备注	自付比例
	乙	416	尼卡地平	口服常释剂型 缓释控释剂型		5%
	乙	★(416)	尼卡地平	注射剂		5%
	乙	★(407)	尼莫地平	注射剂		5%
	乙	417	尼群洛尔	口服常释剂型		5%
	乙	418	西尼地平	口服常释剂型		5%
	乙	★(409)	硝苯地平（Ⅰ、Ⅱ、Ⅲ、Ⅳ）	缓释控释剂型		0
	乙	419	左旋氨氯地平	口服常释剂型		5%
XC08D	直接作用于心脏的选择性钙通道阻滞剂					
	甲	420	地尔硫䓬	口服常释剂型		—
	甲	421	维拉帕米	口服常释剂型		—
	甲	★(421)	维拉帕米	注射剂		—
	乙	★(420)	地尔硫䓬	注射剂		5%
	乙	★(420)	地尔硫䓬 地尔硫䓬（Ⅱ）	缓释控释剂型		5%
	乙	★(421)	维拉帕米	缓释控释剂型		5%
XC09	作用于肾素－血管紧张素系统的药物					
XC09A	血管紧张素转换酶抑制剂的单方药					
	甲	422	卡托普利	口服常释剂型		—

药品分类代码	药品分类	编号	药品名称	剂型	备注	自付比例
	甲	423	依那普利	口服常释剂型		—
	乙	424	贝那普利	口服常释剂型		0
	乙	425	福辛普利	口服常释剂型		5%
	乙	426	赖诺普利	口服常释剂型		5%
	乙	427	雷米普利	口服常释剂型		5%
	乙	428	咪达普利	口服常释剂型		5%
	乙	429	培哚普利	口服常释剂型		5%
	乙	430	西拉普利	口服常释剂型		5%
XC09B	血管紧张素转换酶抑制剂的复方制剂					
	乙	431	氨氯地平贝那普利 I（II）	口服常释剂型		5%
	乙	432	贝那普利氢氯噻嗪	口服常释剂型		5%
	乙	433	复方卡托普利	口服常释剂型		5%
	乙	434	赖诺普利氢氯噻嗪	口服常释剂型		5%
	乙	435	依那普利氢氯噻嗪 依那普利氢氯噻嗪（II）	口服常释剂型		5%
	乙	436	依那普利叶酸	口服常释剂型		0
XC09C	血管紧张素II拮抗剂的单方药					
	乙	437	奥美沙坦酯	口服常释剂型	限对其他血管紧张素II拮抗剂治疗不能耐受的患者	5%

药品分类代码	药品分类	编号	药品名称	剂型	备注	自付比例
	乙.TX07	438	阿利沙坦酯	口服常释剂型		5% 医保支付标准：不高于7.05元（240mg/片）,3.04元（80mg/片）
	乙	439	厄贝沙坦	口服常释剂型 缓释控释剂型		5%
	乙	440	坎地沙坦酯	口服常释剂型		5%
	乙	441	氯沙坦	口服常释剂型		5%
	乙	442	替米沙坦	口服常释剂型		5%
	乙	443	缬沙坦	口服常释剂型		0
XC09D	血管紧张素Ⅱ拮抗剂的复方制剂					
	乙	444	奥美沙坦酯氢氯噻嗪	口服常释剂型	限对其它血管紧张素Ⅱ拮抗剂治疗不能耐受的患者	5%
	乙	445	厄贝沙坦氢氯噻嗪	口服常释剂型		5%
	乙	446	氯沙坦氢氯噻嗪	口服常释剂型		5%
	乙	447	替米沙坦氢氯噻嗪	口服常释剂型		5%
	乙	448	缬沙坦氨氯地平Ⅰ（Ⅱ）	口服常释剂型		5%
	乙	449	缬沙坦氢氯噻嗪	口服常释剂型		5%

药品分类代码	药品分类	编号	药品名称	剂型	备注	自付比例
XC09X	其他作用于肾素 – 血管紧张素系统的药物					
	乙	450	阿利吉仑	口服常释剂型		5%
XC10	调节血脂药					
XC10A	单方调节血脂药					
XC10AA	HMG – CoA 还原酶抑制剂					
	甲	451	辛伐他汀	口服常释剂型		—
	乙	452	阿托伐他汀	口服常释剂型		5%
	乙	453	氟伐他汀	口服常释剂型 缓释栓释剂型		5%
	乙	454	洛伐他汀	口服常释剂型		5%
	乙	455	匹伐他汀	口服常释剂型		5%
	乙	456	普伐他汀	口服常释剂型		5%
	乙	457	瑞舒伐他汀	口服常释剂型		5%
XC10AB	贝特类					
	乙	458	苯扎贝特	口服常释剂型		5%
	乙	459	非诺贝特（Ⅱ，Ⅲ）	口服常释剂型		5%
	乙	460	吉非罗齐	口服常释剂型		0
XC10AX	其他调节血脂药					
	乙	461	阿昔莫司	口服常释剂型		5%

药品分类代码	药品分类	编号	药品名称	剂型	备注	自付比例
	乙	462	普罗布考	口服常释剂型		5%
	乙	463	依折麦布	口服常释剂型	限他汀类药物治疗效果不佳或不耐受患者的二线用药	5%
XD	皮肤病用药					
XD01	皮肤用抗真菌药					
	甲	464	环丙沙星	软膏剂		—
	甲	★(3)	克霉唑	软膏剂		—
	甲	465	咪康唑	软膏剂		—
	甲	466	水杨酸	软膏剂		—
	乙	467	阿莫罗芬	软膏剂		5%
	乙	468	布替萘芬	软膏剂		5%
	乙	469	二硫化硒	外用液体剂	△	5%
	乙	470	复方安息香酊	外用液体剂		5%
	乙	471	复方土槿皮	外用液体剂		5%
	乙	472	环吡酮胺	软膏剂		5%
	乙	473	甲紫	外用液体剂		5%
	乙	★(3)	克霉唑	贴剂	△	5%
	乙	474	联苯苄唑	外用液体剂 软膏剂	△	5%

药品分类代码	药品分类		编号	药品名称	剂型	备注	自付比例
		乙	475	曲安奈德益康唑	软膏剂	△	5%
		乙	476	十一烯酸	外用液体剂 软膏剂		5%
		乙	477	特比萘芬	口服常释剂型		5%
		乙	★（477）	特比萘芬	软膏剂		5%
		乙	478	酮康唑	软膏剂		0
		乙	479	益康唑	软膏剂	△	5%
		乙	480	曲咪新	软膏剂	△	5%
XD02	润肤剂和保护剂类						
		甲	481	尿素	软膏剂		—
		乙	482	复方水杨酸	外用液体剂	△	5%
		乙	483	氧化锌	软膏剂	△	5%
XD03	治疗伤口和溃疡药						
		乙	484	重组牛碱性成纤维细胞生长因子	外用冻干制剂		5%
		乙	485	重组人表皮生长因子	外用液体剂 外用冻干制剂 吸入剂		5%
		乙	★（485）	重组人表皮生长因子（酵母）	凝胶剂		5%

药品分类代码	药品分类		编号	药品名称	剂型	备注	自付比例
		乙	★(485)	重组人表皮生长因子Ⅰ	外用液体剂		5%
		乙	486	重组人碱性成纤维细胞生长因子	外用冻干制剂		5%
		乙	487	重组人酸性成纤维细胞生长因子	外用冻干制剂		5%
XD05	治疗银屑病药						
		乙	488	阿维A	口服常释剂型		5%
		乙	489	地蒽酚	软膏剂		5%
		乙	490	甲氧沙林	口服常释剂型		5%
		乙	★(490)	甲氧沙林	外用液体剂		5%
		乙	491	卡泊三醇	外用液体剂 软膏剂		5%
XD06	皮肤病用抗生素和化疗药物						
		甲	492	阿昔洛韦	软膏剂		—
		甲	493	磺胺嘧啶银	软膏剂		—
		乙	★(492)	阿昔洛韦	凝胶剂	△	5%
		乙	494	夫西地酸	软膏剂		5%
		乙	495	氟尿嘧啶	软膏剂		5%
		乙	496	复方多粘菌素B	软膏剂		5%

药品分类代码	药品分类	编号	药品名称	剂型	备注	自付比例
	乙	497	复方磺胺嘧啶锌	凝胶剂		5%
	乙	498	鬼臼毒素	外用液体剂、软膏剂		5%
	乙	★(464)	环丙沙星	凝胶剂		5%
	乙	499	磺胺嘧啶锌	外用散剂、软膏剂		5%
	乙	★(493)	磺胺嘧啶银	外用散剂	△	5%
	乙	500	金霉素	软膏剂		5%
	乙	501	克霉素	外用液体剂		5%
	乙	502	莫匹罗星	软膏剂	△	0
	乙	503	喷昔洛韦	软膏剂、凝胶剂	△	5%
	乙	504	四环素	软膏剂		5%
	乙	★(99)	新霉素	软膏剂		5%
XD07	皮科用皮质激素类					
	甲	505	氟轻松	软膏剂		—
	甲	506	氢化可的松	软膏剂		—
	甲	507	四环素醋酸可的松	软膏剂		—
	乙	508	倍氯米松	软膏剂		5%

药品分类代码	药品分类	编号	药品名称	剂型	备注	自付比例
	乙	509	丙酸氯倍他索	软膏剂		5%
	乙	510	地奈德	软膏剂	△	5%
	乙	511	地塞米松	软膏剂		5%
	乙	512	丁酸氢化可的松	软膏剂	△	5%
	乙	513	复方曲安缩松	软膏剂 贴膏剂		5%
	乙	514	哈西奈德	外用液体剂 软膏剂		5%
	乙	515	糠酸莫米松	软膏剂		5%
	乙	516	卤米松	乳膏剂		5%
	乙	517	卤米松/三氯生	软膏剂	△	5%
	乙	518	曲安奈德	软膏剂	△	5%
	乙	519	曲安奈德新霉素	贴剂		5%
	乙	520	复方地塞米松	软膏剂		0
XD08			抗菌剂和消毒剂			
	乙	521	苯甲酸	软膏剂		5%
	乙	522	高锰酸钾	片剂 局部用散剂		0
	乙	523	过氧化氢	溶液剂		0

药品分类代码	药品分类		编号	药品名称	剂型	备注	自付比例
		乙	524	诺氟沙星	软膏剂		5%
		乙	525	硼酸	外用液体剂	△	5%
		乙	526	依沙吖啶	软膏剂		0
		乙	★(526)	依沙吖啶	软膏剂		5%
		乙	527	碘酊	外用液体剂		5%
XD09	含药敷料	乙	528	苯扎氯铵	贴剂		0
XD10	抗痤疮制剂	甲	529	红霉素	软膏剂		—
		甲	530	维A酸	软膏剂 凝胶剂	△	—
		乙	531	阿达帕林	凝胶剂	△	5%
		乙	532	过氧苯甲酰	软膏剂 凝胶剂	△	5%
		乙	★(501)	克林霉素	软膏剂		5%
		乙	533	林可霉素	软膏剂		5%
		乙	534	硫磺	软膏剂	△	0
		乙	535	异维A酸	口服常释剂型		5%

药品分类代码	药品分类	编号	药品名称	剂型	备注	自付比例
XD11	乙	★（535）	异维 A 酸	凝胶剂	△	5%
	其他皮科制剂					
	甲	536	炉甘石	外用液体剂		—
	甲	537	鱼石脂	软膏剂		—
	乙	538	吡美莫司	软膏剂	限重度特应性皮炎患者的二线用药	5%
	乙	539	多塞平	乳膏剂		5%
	乙	540	糠馏油	软膏剂		5%
	乙	541	煤焦油	外用液体剂 软膏剂		5%
	乙	542	氢醌	软膏剂	限工伤保险	—
	乙	543	他克莫司	软膏剂	限重度特应性皮炎患者的二线用药	5%
	乙	544	丁苯羟酸	软膏剂		5%
	乙	545	氟芬那酸丁酯	软膏剂		5%
XG	泌尿生殖系统药和性激素					
XG01	妇科抗感染药和抗菌剂					
	甲	546	甲硝唑	阴道泡腾片 栓剂		—

药品分类代码	药品分类			编号	药品名称	剂型	备注	自付比例
		甲		★（3）	克霉唑	阴道片 栓剂		—
		甲		★（465）	咪康唑	栓剂 阴道片 阴道泡腾片 阴道软胶囊		—
		甲		547	制霉素	阴道泡腾片 栓剂		—
		乙		548	复方莪术油	栓剂		5%
		乙		549	复方甲硝唑（甲硝维参）	阴道泡腾片 栓剂		5%
		乙		★（546）	甲硝唑	凝胶剂		5%
		乙		550	聚甲酚磺醛	外用液体剂 栓剂		5%
		乙		★（5）	替硝唑	阴道泡腾片 栓剂		5%
		乙		551	硝呋太尔	口服常释剂型		5%
		乙		★（551）	硝呋太尔	阴道片		5%
		乙		552	硝呋太尔制霉素	阴道软胶囊 栓剂		5%

药品分类代码	药品分类	编号	药品名称	剂型	备注	自付比例
	乙	★（479）	益康唑	栓剂		5%
	乙	553	双唑泰	阴道泡腾片		5%
XG02	其他妇科药					
XG02A	催产药					
	甲	554	麦角新碱	注射剂		—
	甲	555	米索前列醇	口服常释剂型		—
	甲	★（526）	依沙吖啶	注射剂		—
	乙	556	地诺前列酮	栓剂		—
	乙	557	卡前列甲酯	栓剂	限生育保险	5%
	乙	558	卡前列素氨丁三醇	注射剂	限生育保险	—
XG02B	局部用避孕药					
XG02C	其他妇科药					
	乙	559	利托君	口服常释剂型		5%
	乙	★（559）	利托君	注射剂		5%
	乙	560	乳酸菌乳杆菌活菌	阴道胶囊		5%
	乙	561	溴隐亭	口服常释剂型		5%
XG03	生殖系统的性激素和调节剂					
XG03A	全身用激素类避孕药					

药品分类代码	药品分类		编号	药品名称	剂型	备注	自付比例
		甲	562	丙酸睾酮	注射剂		—
		甲	563	甲睾酮	口服常释剂型		—
		乙	564	己酸羟孕酮	注射剂		5%
		乙	565	普拉睾酮	注射剂		5%
		乙	566	十一酸睾酮	口服常释剂型		5%
		乙	★(566)	十一酸睾酮	注射剂		5%
XG03C	雌激素类						
		甲	567	己烯雌酚	口服常释剂型		—
		甲	★(567)	己烯雌酚	注射剂		—
		甲	568	炔雌醇	口服常释剂型		—
		乙	569	苯甲酸雌二醇	注射剂		5%
		乙	570	雌二醇	凝胶剂	△	5%
		乙	571	结合雌激素	口服常释剂型		5%
		乙	572	尼尔雌醇	口服常释剂型		0
		乙	573	普罗雌烯	阴道片 阴道胶囊 阴道软胶囊 软膏剂		5%
		乙	574	替勃龙	口服常释剂型		5%

药品分类代码	药品分类	编号	药品名称	剂型	备注	自付比例
XG03D		575	戊酸雌二醇	口服常释剂型		5%
	孕激素类					
	甲	576	黄体酮	注射剂		—
	甲	577	甲地孕酮	口服常释剂型		—
	甲	578	甲羟孕酮	口服常释剂型		—
	乙	579	地屈孕酮	口服常释剂型		5%
	乙	★（576）	黄体酮	口服常释剂型		5%
	乙	★（576）	黄体酮	栓剂		5%
	乙	★（578）	甲羟孕酮	注射剂		5%
	乙	580	炔诺酮	口服常释剂型丸剂	△	5%
	乙	581	烯丙雌醇	口服常释剂型		5%
XG03E	雄激素和雌性激素的复方制剂					
	乙	582	炔雌醇环丙孕酮	口服常释剂型	限多囊卵巢综合症	5%
XG03F	孕激素和雌激素的复方制剂					
	乙	583	结合雌激素/甲羟孕酮	口服常释剂型		5%
XG03G	促性腺激素和其他促排卵药					
	甲	584	绒促性素	注射剂		—
	乙	585	氯米芬	口服常释剂型		5%

药品分类代码	药品分类	编号	药品名称	剂型	备注	自付比例
XG03X	乙	586	尿促性素	注射剂		5%
	其他性激素和生殖系统调节药					
	乙	587	达那唑	口服常释剂型		5%
	乙	588	雷洛昔芬	口服常释剂型		5%
	乙	589	米非司酮 米非司酮（Ⅱ）	口服常释剂型	限生育保险	—
	乙	590	孕三烯酮	口服常释剂型		5%
XG04	泌尿系统药					
XG04B	泌尿系统药					
	甲	591	黄酮哌酯	口服常释剂型		—
	乙	592	奥昔布宁	口服常释剂型 缓释控释剂型		5%
	乙	593	包醛氧淀粉	口服散剂		5%
	乙	594	非那吡啶	口服常释剂型		5%
	乙	595	聚苯乙烯磺酸钙	口服散剂		5%
	乙	596	托特罗定	口服常释剂型 缓释控释剂型		5%
	乙	597	左卡尼汀	注射剂	限长期血透患者在血透期间使用	5%

药品分类代码	药品分类	编号	药品名称	剂型	备注	自付比例
XG04C						
	乙	598	氯化铵	口服常释剂型		5%
	良性前列腺肥大用药					
	甲	599	特拉唑嗪	口服常释剂型		一
	乙	600	阿夫唑嗪	口服常释剂型 缓释控释剂型		5%
	乙	601	爱普列特	口服常释剂型		5%
	乙	602	非那雄胺	口服常释剂型		5%
	乙	603	普适泰	口服常释剂型		5%
	乙	604	赛洛多辛	口服常释剂型		5%
	乙	605	坦洛新（坦索罗辛）	缓释控释剂型		0
	乙	★（605）	坦洛新（坦索罗辛）	口服常释剂型		5%
XH	除性激素和胰岛素外的全身激素制剂					
XH01	垂体和下丘脑激素及类似物					
XH01A	垂体前叶激素和类似物					
	甲	606	促皮质素	注射剂		一
	乙	607	重组人生长激素	注射剂	限儿童原发性生长激素缺乏症	0
XH01B	垂体后叶激素类					
	甲	608	垂体后叶	注射剂		一

药品分类代码	药品分类	编号	药品名称	剂型	备注	自付比例
	甲	609	去氨加压素	口服常释剂型		—
	甲	★（609）	去氨加压素	注射剂		—
	甲	610	缩宫素	注射剂		—
	乙	★（608）	垂体后叶	吸入剂		5%
	乙	611	卡贝缩宫素	注射剂		5%
	乙	★（609）	去氨加压素	吸入剂		5%
	乙	612	鞣酸加压素	吸入剂		5%
	乙	★（612）	鞣酸加压素	注射剂		5%
	乙	★（610）	缩宫素	喷雾剂		5%
XH01C	下丘脑激素类					
	乙	613	奥曲肽	注射剂	限胰腺手术；食道或胃静脉出血	5%
	乙	614	生长抑素	注射剂	限胰腺手术；食道或胃静脉出血	5%
XH02	全身用皮质激素类					
	甲	★（511）	地塞米松	口服常释剂型		—
	甲	★（511）	地塞米松 地塞米松棕榈酸酯 地塞米松磷酸钠	注射剂		—

续表

药品分类代码	药品分类	编号	药品名称	剂型	备注	自付比例
	甲	615	泼尼松	口服常释剂型		—
	甲	★（506）	氢化可的松	口服常释剂型		—
	甲	★（506）	氢化可的松	注射剂		—
	乙	616	倍他米松	口服常释剂型		5%
	乙	★（616）	倍他米松	吸入剂		5%
	乙	★（616）	倍他米松	注射剂		5%
	乙	617	复方倍他米松	注射剂		5%
	乙	618	甲泼尼龙	口服常释剂型		5%
	乙	★（618）	甲泼尼龙	注射剂		5%
	乙	619	可的松	口服常释剂型		5%
	乙	620	泼尼松龙	口服常释剂型		0
	乙	★（620）	泼尼松龙（氢化泼尼松）	注射剂		0
	乙	★（518）	曲安奈德	注射剂		5%
	乙	621	曲安西龙	口服常释剂型		5%
	乙	★（621）	曲安西龙	注射剂		5%
XH03	甲状腺治疗用药					
XH03A	甲状腺制剂					
	甲	622	甲状腺片	口服常释剂型		—
	甲	623	左甲状腺素	口服常释剂型		—

药品分类代码	药品分类			编号	药品名称		剂型	备注	自付比例
XH03B	抗甲状腺制剂								
		甲		624	丙硫氧嘧啶		口服常释剂型		一
		甲		625	甲巯咪唑		口服常释剂型		一
		乙		626	卡比马唑		口服常释剂型		5%
XH03C	碘治疗药								
		甲		627	复方碘溶液		口服液体剂		一
		乙		628	碘塞罗宁		口服常释剂型		5%
XH04	胰腺激素类								
		乙		629	高血糖素 生物合成高血糖素		注射剂		5%
XH05	钙稳态药								
		乙		630	鲑降钙素		吸入剂		5%
		乙		★（630）	鲑降钙素		注射剂		5%
		乙		631	帕立骨化醇		注射剂	限血透且有继发性甲状旁腺功能亢进的患者	5%
		乙		632	西那卡塞		口服常释剂型	限血透且有继发性甲状旁腺功能亢进的患者	5%
		乙		633	依降钙素		注射剂		5%
XJ	全身用抗感染药								

药品分类代码	药品分类	编号	药品名称	剂型	备注	自付比例
XJ01	全身用抗菌药					
XJ01A	四环素类					
	甲	634	多西环素	口服常释剂型		—
	甲	★（504）	四环素	口服常释剂型		—
	乙	★（634）	多西环素	注射剂	限无法使用多西环素口服制剂的患者	5%
	乙	635	米诺环素	口服常释剂型颗粒剂		5%
	乙	636	替加环素	注射剂	限复杂性腹腔感染、复杂性皮肤及软组织感染、社区获得性肺炎的重症患者，以及多重耐药的鲍曼不动杆菌或肠杆菌科、耐碳青霉烯类耐药的肠杆菌科感染患者、尿路感染（不包括中枢神经系统感染）	5%
XJ01B	氯霉素类					
	甲	637	氯霉素	注射剂		—
XJ01C	β－内酰胺类抗菌药，青霉素类					
XJ01CA	广谱青霉素类					
	甲	638	阿莫西林	口服常释剂型		—

药品分类代码	药品分类	编号	药品名称	剂型	备注	自付比例
	甲	★（638）	阿莫西林	口服液体剂 颗粒剂	限儿童及吞咽困难患者	—
	甲	639	氨苄西林	注射剂		—
	甲	640	哌拉西林	注射剂		—
	乙	641	阿洛西林	注射剂		5%
	乙	642	磺苄西林	注射剂		0
	乙	643	美洛西林	注射剂		5%
	乙	★（638）	阿莫西林	注射剂		5%
	乙	★（639）	氨苄西林	口服常释剂型 颗粒剂		5%
XJ01CE	对β-内酰胺酶敏感的青霉素					
	甲	644	苄星青霉素	注射剂		—
	甲	645	青霉素	注射剂		—
	甲	646	青霉素Ⅴ	口服常释剂型 颗粒剂		—
	乙	647	普鲁卡因青霉素	注射剂		5%
XJ01CF	对β-内酰胺酶耐受的青霉素					
	甲	648	苯唑西林	口服常释剂型		—
	甲	★（648）	苯唑西林	注射剂		—

药品分类代码	药品分类	编号	药品名称	剂型	备注	自付比例
XJ01CG	甲	649	氯唑西林	注射剂		—
	β－内酰胺酶抑制剂					
	乙	650	舒巴坦	注射剂		5%
XJ01CR	青霉素类复方制剂，含β－内酰胺酶抑制剂					
	甲	651	阿莫西林克拉维酸	口服常释剂型 口服液体剂 颗粒剂		—
	乙	★（651）	阿莫西林克拉维酸	注射剂		0
	乙	652	阿莫西林舒巴坦	注射剂		5%
	乙	653	氨苄西林舒巴坦	注射剂		0
	乙	654	美洛西林舒巴坦	注射剂	限重症感染	20%
	乙	655	哌拉西林舒巴坦	注射剂		0
	乙	656	哌拉西林他唑巴坦	注射剂	限重症感染	20%
	乙	657	替卡西林克拉维酸	注射剂		5%
	乙	★（651）	阿莫西林克拉维酸	咀嚼片		20%
XJ01D	其他β－内酰胺类抗菌药					
XJ01DB	第一代头孢菌素					
	甲	658	头孢氨苄	口服常释剂型 颗粒剂		—

药品分类代码	药品分类	编号	药品名称	剂型	备注	自付比例
	甲	659	头孢拉定	口服常释剂型		—
	甲	660	头孢唑林	注射剂		—
	乙	★（659）	头孢拉定	口服液体剂 颗粒剂		5%
	乙	★（659）	头孢拉定	注射剂		0
	乙	661	头孢硫脒	注射剂	限有药敏试验证据	5%
	乙	662	头孢羟氨苄	口服常释剂型 颗粒剂		0
	乙	★（662）	头孢羟氨苄	咀嚼片		20%
XJ01DC	第二代头孢菌素					
	甲	663	头孢呋辛	注射剂		—
	甲	★（663）	头孢呋辛酯	口服常释剂型		—
	乙	664	头孢丙烯	口服常释剂型 口服液体剂 颗粒剂		5%
	乙	★（663）	头孢呋辛酯	口服液体剂 颗粒剂		5%
	乙	665	头孢克洛	口服常释剂型 缓释控释剂型 口服液体剂 颗粒剂		5%

药品分类代码	药品分类	编号	药品名称	剂型	备注	自付比例
	乙	★(665)	头孢克洛Ⅱ	缓释控释剂型		5%
	乙	666	头孢美唑	注射剂		5%
	乙	667	头孢米诺	注射剂		5%
	乙	668	头孢替安	注射剂		20%
	乙	669	头孢西丁	注射剂		20%
	乙	670	头孢孟多酯	注射剂		20%
	乙	★(664)	头孢丙烯	咀嚼片		20%
	乙	★(665)	头孢克洛	咀嚼片		20%
XJ01DD	第三代头孢菌素					
	甲	671	头孢曲松	注射剂		—
	甲	672	头孢噻肟	注射剂		—
	乙	673	拉氧头孢	注射剂	限有药敏试验证据	20%
	乙	674	头孢地尼	口服常释剂型 颗粒剂		5%
	乙	675	头孢克肟	口服常释剂型 口服液体剂 颗粒剂		5%
	乙	676	头孢哌酮舒巴坦	注射剂	限重症感染	20%
	乙	677	头孢他啶	注射剂		0

药品分类代码	药品分类	编号	药品名称	剂型	备注	自付比例
		678	头孢唑肟	注射剂		20%
		679	头孢地嗪	注射剂		20%
		680	头孢甲肟	注射剂		20%
		681	头孢哌酮他唑巴坦	注射剂	限重症感染患者用药	20%
		682	头孢匹胺	注射剂		20%
		683	头孢哌酮	注射剂		20%
		684	头孢曲松舒巴坦	注射剂	限重症感染患者用药	20%
		685	头孢哌酮舒巴坦	注射剂	限重症感染患者用药	20%
XJ01DE	第四代头孢菌素					
	乙	686	头孢吡肟	注射剂	限重症感染	20%
	乙	687	头孢匹罗	注射剂	限重症感染	20%
XJ01DF	单酰胺类					
	乙	688	氨曲南	注射剂	限有药敏试验证据	5%
XJ01DH	碳青霉烯类					
	乙	689	比阿培南	注射剂	限重症感染；其他抗菌素无效的感染	20%
	乙	690	厄他培南	注射剂	限腹腔感染，复杂性皮肤及附属器感染，社区获得性肺炎，复杂性尿道感染，急性盆腔感染；直结肠手术的预防感染	20%

药品分类代码	药品分类		编号	药品名称	剂型	备注	自付比例
		乙	691	美罗培南	注射剂	限重症感染;其他抗菌素无效的感染	20%
		乙	692	帕尼培南倍他米隆	注射剂	限重症感染;其他抗菌素无效的感染	20%
		乙	693	亚胺培南西司他丁	注射剂	限重症感染;其他抗菌素无效的感染	20%
XJ01DI	其他头孢菌素类和青霉烯						
XJ01E	磺胺类及甲氧苄啶	乙	694	法罗培南	口服常释剂型	限有药敏试验证据	20%
XJ01EA	甲氧苄啶及其衍生物						
		乙	695	甲氧苄啶	口服常释剂型		5%
XJ01EC	中效磺胺类						
		甲	696	磺胺嘧啶	口服常释剂型		—
		甲	★(696)	磺胺嘧啶	注射剂		—
		乙	★(696)	磺胺嘧啶	口服液体剂		5%
XJ01ED	长效磺胺类药						
		乙	697	磺胺多辛	口服常释剂型		5%
XJ01EE	包括磺胺衍生物的磺胺类与甲氧苄啶的复方制剂						
		甲	698	复方磺胺甲噁唑	口服常释剂型		—

药品分类代码	药品分类	编号	药品名称	剂型	备注	自付比例
	甲	699	小儿复方磺胺甲噁唑	口服常释剂型		—
	乙	★(698)	复方磺胺甲噁唑	注射剂		5%
	乙	700	联磺甲氧苄啶	口服常释剂型		5%
	乙	★(699)	小儿复方磺胺甲噁唑	颗粒剂 口服散剂		0
XJ01F	大环内酯类、林可胺类和链阳菌素类					
XJ01FA	大环内酯类					
	甲	701	阿奇霉素	口服常释剂型 颗粒剂		—
	甲	702	地红霉素	口服常释剂型		—
	甲	★(529)	红霉素	口服常释剂型		—
	甲	★(529)	红霉素	注射剂		—
	乙	★(701)	阿奇霉素	口服液体剂		5%
	乙	★(701)	阿奇霉素	注射剂		5%
	乙	703	琥乙红霉素	口服常释剂型 颗粒剂		0
	乙	704	环酯红霉素	口服液体剂		5%
	乙	705	克拉霉素	口服常释剂型 颗粒剂		0

药品分类代码	药品分类	编号	药品名称	剂型	备注	自付比例
	乙	706	罗红霉素	口服常释剂型		0
	乙	707	乙酰螺旋霉素	口服常释剂型		5%
	乙	★(705)	克拉霉素	缓释控释剂型		5%
	乙	★(706)	罗红霉素	颗粒剂		0
			罗红霉素（Ⅱ）			
XJ01FF	林可胺类					
	甲	★(501)	克林霉素	注射剂		—
			克林霉素磷酸酯			
	甲	★(501)	克林霉素	口服常释剂型		—
			克林霉素磷酸酯			
			克林霉素棕榈酸酯			
	甲	★(533)	林可霉素	注射剂		—
	乙	★(501)	克林霉素棕榈酸酯	颗粒剂		5%
	乙	★(501)	克林霉素棕榈酸酯	口服液体剂	限儿童或经口鼻饲管途径给药	5%
	乙	★(533)	林可霉素	口服常释剂型		0
XJ01G	氨基糖苷类抗菌药					
XJ01GA	链霉素类					
	甲	708	链霉素	注射剂		—

药品分类代码	药品分类	编号	药品名称	剂型	备注	自付比例
XJ01GB	其他氨基糖苷类					
	甲	709	阿米卡星	注射剂		—
	甲	710	庆大霉素	注射剂		—
	乙	711	奈替米星	注射剂		5%
	乙	★（710）	庆大霉素	口服常释剂型		5%
	乙	712	妥布霉素	注射剂		5%
	乙	713	依替米星	注射剂		5%
	乙	714	异帕米星	注射剂		5%
	乙	715	小诺霉素	注射剂		5%
	乙	716	卡那霉素	注射剂	限感染患者二线用药	5%
	乙	★（710）	庆大霉素	颗粒剂		5%
XJ01M	喹诺酮类抗菌药					
XJ01MA	氟喹诺酮类					
	甲	★（464）	环丙沙星	口服常释剂型		—
	甲	★（464）	环丙沙星	注射剂		—
	甲	★（524）	诺氟沙星	口服常释剂型		—
	甲	717	氧氟沙星	口服常释剂型		—
	甲	★（717）	氧氟沙星	注射剂		—
	甲	718	左氧氟沙星	口服常释剂型		—

续表

药品分类代码	药品分类	编号	药品名称	剂型	备注	自付比例
	甲	★（718）	左氧氟沙星	注射剂		—
	乙	719	氟罗沙星	注射剂	限二线用药	20%
	乙	★（464）	环丙沙星葡萄糖 环丙沙星氯化钠	注射剂		0
	乙	720	吉米沙星	口服常释剂型	限二线用药	20%
	乙	721	洛美沙星	口服常释剂型	限二线用药	20%
	乙	★（721）	洛美沙星	注射剂	限二线用药	20%
	乙	722	莫西沙星	口服常释剂型	限其他抗菌药无效的急性窦炎、下呼吸道感染，社区获得性肺炎	20%
	乙	★（722）	莫西沙星氯化钠	注射剂	限其他抗菌药无效的急性窦炎、下呼吸道感染，社区获得性肺炎；复杂性腹腔感染	20%
	乙	★（718）	左氧氟沙星葡萄糖 左氧氟沙星氯化钠	注射剂		0
	乙	723	帕珠沙星	注射剂	限感染患者二线用药	20%
	乙	724	依诺沙星	注射剂	限感染患者二线用药	20%
XJ01MB 其他喹诺酮类药						
	甲	725	吡哌酸	口服常释剂型		—

· 74 ·

药品分类代码	药品分类	编号		药品名称	剂型	备注	自付比例
XJ01X	其他抗菌药						
XJ01XA	糖肽类抗菌药						
		乙	726	去甲万古霉素	注射剂	限甲氧西林耐药阳性菌球菌感染；病原不明的中枢神经系统、心血管系统重症感染及菌血症	5%
		乙	727	替考拉宁	注射剂	限甲氧西林耐药阳性菌球菌感染；病原不明的中枢神经系统、心血管系统重症感染及菌血症	20%
		乙	728	万古霉素	注射剂	限甲氧西林耐药阳性球菌感染；病原不明的中枢神经系统、心血管系统重症感染及菌血症	5%
XJ01XB	多粘菌素类						
		乙	729	多粘菌素 B（多粘菌素）	注射剂	限有药敏试验证据支持的多重耐药细菌感染的联合治疗	5%
XJ01XC	甾类抗菌药						
		乙	★（494）	夫西地酸	注射剂	限甲氧西林耐药阳性球菌感染	5%

药品分类代码	药品分类	编号	药品名称	剂型	备注	自付比例
XJ01XD	咪唑衍生物					
	甲	★(546)	甲硝唑	注射剂		—
	甲	★(5)	替硝唑	口服常释剂型		—
	乙	730	奥硝唑 奥硝唑氯化钠 奥硝唑葡萄糖	注射剂		0
	乙	★(546)	甲硝唑氯化钠 甲硝唑葡萄糖	注射剂		0
	乙.TX08	731	吗啉硝唑氯化钠	注射剂	限二线用药	5% 医保支付标准：不高于106元[100mL:(500mg)吗啉硝唑和900mg氯化钠/瓶]
	乙	★(5)	替硝唑 替硝唑氯化钠 替硝唑葡萄糖	注射剂		0
	乙	732	左奥硝唑氯化钠	注射剂	限二线用药	5%
XJ01XE	硝基呋喃衍生物					

药品分类代码	药品分类	编号	药品名称	剂型	备注	自付比例
	甲	733	呋喃妥因	口服常释剂型		—
	甲	734	呋喃唑酮	口服常释剂型		—
XJ01XX	其他抗菌药					
	甲	735	磷霉素	注射剂		—
	甲	736	鱼腥草素	口服常释剂型		—
	乙	737	达托霉素	注射剂	限有证据支持的金黄色葡萄球菌菌血症(含右心心内膜炎)	20%
	乙	738	大观霉素	注射剂		20%
	乙	739	大蒜素	口服常释剂型		5%
	乙	★(739)	大蒜素	注射剂		5%
	乙	740	抗敌素	注射剂		5%
	乙	741	利奈唑胺	口服常释剂型	限万古霉素治疗不可耐受的重症感染的二线治疗;耐万古霉素的肠球菌感染	5%
	乙	★(741)	利奈唑胺 利奈唑胺葡萄糖	注射剂	限万古霉素治疗不可耐受的重症感染的二线治疗;耐万古霉素的肠球菌感染	5%
	乙	★(735)	磷霉素、磷霉素氨丁三醇	口服散剂		0
	乙	★(735)	磷霉素、磷霉素氨丁三醇	口服常释剂型		5%
	乙	742	黏菌素	口服常释剂型		5%

药品分类代码	药品分类		编号	药品名称	剂型	备注	自付比例
	乙		743	青霉素皮试剂	注射剂		5%
	乙		744	乌洛托品	口服常释剂型		5%
XJ02	全身用抗真菌药						
XJ02A	全身用抗真菌药						
XJ02AA	抗生素类						
	乙		745	两性霉素 B	注射剂		5%
	乙	★(745)		两性霉素 B	脂质体注射剂	限其他抗真菌药物（含两性霉素 B 注射剂）无效的侵袭性真菌感染	5%
XJ02AB	咪唑衍生物						
	乙	★(465)		咪康唑	注射剂		5%
XJ02AC	三唑类衍生物						
	甲		746	氟康唑	口服常释剂型		—
	乙、TX09		747	泊沙康唑	口服液体剂	限以下情况方可支付：1. 预防移植后（干细胞及实体器官移植）及恶性肿瘤患者有重度粒细胞缺乏的侵袭性曲霉菌和念珠菌感染。2. 伊曲康唑或氟康唑难治性口咽念珠菌病。3. 接合菌纲类感染	20% 医保支付标准：不高于 2800 元 （40mg/mL 105mL/瓶

药品分类代码	药品分类	编号	药品名称	剂型	备注	自付比例
	乙	748	伏立康唑	口服常释剂型 口服液体剂	限有明确的重度免疫缺陷诊断并发严重真菌感染的临床证据；曲霉菌肺炎或中枢神经系统感染	20%
	乙	★（748）	伏立康唑	注射剂	限有明确的重度免疫缺陷诊断并发严重真菌感染的临床证据；曲霉菌肺炎或中枢神经系统感染	20%
	乙	★（746）	氟康唑	颗粒剂		5%
	乙	★（746）	氟康唑 氟康唑氯化钠 氟康唑葡萄糖	注射剂		0
	乙	749	伊曲康唑	口服常释剂型 颗粒剂		5%
	乙	★（749）	伊曲康唑	口服液体剂	限有 HIV 诊断或免疫缺陷患者口腔或食道真菌感染	20%
	乙	★（749）	伊曲康唑	注射剂	限重症侵袭性真菌感染	20%
XJ02AX	其他全身用抗真菌药					
	甲	★（547）	制霉素	口服常释剂型		一

药品分类代码	药品分类	编号	药品名称	剂型	备注	自付比例
	乙	750	氟胞嘧啶	口服常释剂型		5%
	乙	★(750)	氟胞嘧啶	注射剂		5%
	乙	751	卡泊芬净	注射剂	限有药敏证据的念珠菌血症	20%
	乙	752	米卡芬净	注射剂	限有药敏证据的念珠菌血症	20%
XJ04	抗分枝杆菌药					
XJ04A	治疗结核病药					
XJ04AA	氨基水杨酸及其衍生物					
	甲	753	对氨基水杨酸钠	口服常释剂型		—
	甲	★(753)	对氨基水杨酸钠	注射剂		—
XJ04AB	抗生素类					
	甲	754	利福喷丁	口服常释剂型		—
	甲	755	利福平	注射剂		—
	甲	★(755)	利福平 利福平（Ⅱ）	口服常释剂型		—
	乙	756	环丝氨酸	口服常释剂型		5%
	乙	757	卷曲霉素	注射剂		5%
	乙	758	利福布汀	口服常释剂型		5%
	乙	759	利福霉素	注射剂		5%
XJ04AC	酰肼类					

药品分类代码	药品分类	编号	药品名称	剂型	备注	自付比例
	甲	760	异烟肼	口服常释剂型		—
	甲	★（760）	异烟肼	注射剂		—
	乙	761	帕司烟肼（对氨基水杨酸异烟肼）	口服常释剂型		5%
XJ04AD	硫脲衍生物					
	乙	762	丙硫异烟胺	口服常释剂型		5%
XJ04AK	其他治疗结核病药					
	甲	763	吡嗪酰胺	口服常释剂型		—
	乙	764	乙胺丁醇	口服常释剂型		—
XJ04AM	治疗结核病的复方制剂					
	乙	765	乙胺吡嗪利福异烟 乙胺吡嗪利福异烟（Ⅱ）	口服常释剂型		5%
	乙	766	乙胺利福异烟	口服常释剂型		5%
	乙	767	异福（利福平异烟肼）	口服常释剂型		5%
	乙	768	异福酰胺	口服常释剂型		5%
XJ04B	治疗麻风病药					
XJ04BA	治疗麻风病药					
	甲	769	氨苯砜	口服常释剂型		—
	甲	770	醋氨苯砜	注射剂		—

药品分类代码	药品分类	编号	药品名称	剂型	备注	自付比例
XJ05	全身用抗病毒药					
		771	氯法齐明	口服常释剂型		5%
XJ05A	直接作用的抗病毒药					
XJ05AB	核苷和核苷酸类，逆转录酶抑制剂除外					
	甲	★(492)	阿昔洛韦	口服常释剂型		—
	甲	772	利巴韦林	口服常释剂型 颗粒剂		—
	甲	★(772)	利巴韦林	注射剂		—
	乙	★(492)	阿昔洛韦	颗粒剂		5%
	乙	★(492)	阿昔洛韦	注射剂		5%
	乙	773	伐昔洛韦	口服常释剂型		20%
	乙	774	泛昔洛韦	口服常释剂型		5%
	乙	★(774)	泛昔洛韦	注射剂		20%
	乙	775	更昔洛韦	口服常释剂型		5%
	乙	★(775)	更昔洛韦	注射剂		20%
	乙	776	阿糖腺苷	注射剂		5%
XJ05AC	环胺类					
	乙	777	金刚乙胺	口服常释剂型 口服液体剂 颗粒剂		5%

药品分类代码	药品分类	编号	药品名称	剂型	备注	自付比例
XJ05AD	膦酸衍生物					
	乙	778	膦甲酸钠 膦甲酸钠氯化钠 膦甲酸钠葡萄糖	注射剂		5%
XJ05AE	蛋白酶抑制剂					
	乙	779	沙奎那韦	口服常释剂型	限艾滋病病毒感染	5%
XJ05AF	核苷及核苷酸逆转录酶抑制剂					
	乙	780	阿德福韦酯	口服常释剂型	限有活动性乙型肝炎的明确诊断及检验证据	5%
	乙	781	恩夫韦肽	注射剂	限艾滋病病毒感染	5%
	乙	782	恩曲他滨	口服常释剂型	限艾滋病病毒感染	5%
	乙	783	恩曲他滨替诺福韦	口服常释剂型	限艾滋病病毒感染	5%
	乙	784	恩替卡韦	口服常释剂型	限有活动性乙型肝炎的明确诊断及检验证据	5%
	乙	785	拉米夫定	口服常释剂型	限有活动性乙型肝炎的明确诊断及检验证据或母婴乙肝传播阻断	0
	乙	786	齐多夫定	口服液体剂	限艾滋病病毒感染	5%
	乙	★(786)	齐多夫定	注射剂	限艾滋病病毒感染	5%

药品分类代码	药品分类	编号	药品名称	剂型	备注	自付比例
	乙	787	司他夫定	口服散剂	限艾滋病病毒感染	5%
	乙	788	替比夫定	口服常释剂型 口服液体剂	限有活动性乙型肝炎的明确诊断及检验证据或母婴乙肝传播阻断	5%
	乙	789	替诺福韦二吡呋酯	口服常释剂型	限有活动性乙型肝炎的明确诊断及检验证据或母婴乙肝传播阻断	5%
XJ05AG	非核苷类逆转录酶抑制剂					
XJ05AH	乙	790	利匹韦林	口服常释剂型	限艾滋病病毒感染	5%
	神经氨酸酶抑制剂					
	乙	791	奥司他韦	口服常释剂型 颗粒剂	限有明确甲型流感诊断且为重症患者的治疗	5%
	乙	792	帕拉米韦氯化钠	注射剂	限有明确甲型流感诊断且为重症患者的治疗	5%
XJ05AR	艾滋病毒感染的抗病毒药物					
	甲	793	抗艾滋病用药	口服常释剂型	◇	—
XJ05AX	乙	794	齐多拉米双夫定	口服常释剂型	限艾滋病病毒感染	5%
	其他抗病毒药					
	乙	795	吗啉胍	口服常释剂型		5%

药品分类代码	药品分类	编号	药品名称	剂型	备注	自付比例
XJ06	免疫血清及免疫球蛋白					
XJ06A	免疫血清					
	甲	796	白喉抗毒素	注射剂		—
	甲	797	多价气性坏疽抗毒素	注射剂		—
	甲	798	抗狂犬病血清	注射剂		—
	甲	799	抗蝮蛇毒血清	注射剂		—
	甲	800	抗蝰蛇毒血清	注射剂		—
	甲	801	抗五步蛇毒血清	注射剂		—
	甲	802	抗眼镜蛇毒血清	注射剂		—
	甲	803	抗银环蛇毒血清	注射剂		—
	甲	804	破伤风抗毒素	注射剂		—
	甲	805	肉毒抗毒素	注射剂	限工伤保险	—
	乙	806	A型肉毒毒素	注射剂		—
	乙	807	A型肉毒抗毒素	注射剂		5%
	乙	808	精制抗狂犬病血清	注射剂		5%
	乙	809	精制抗蛇毒血清	注射剂		5%
	乙	810	精制破伤风抗毒素	注射剂		5%
XJ06B	免疫球蛋白类					
XJ06BA	普通人免疫球蛋白					

药品分类代码	药品分类	编号		药品名称	剂型	备注	自付比例
	乙		811	静注人免疫球蛋白（pH4）	注射剂	限原发性免疫球蛋白缺乏症；新生儿败血症；重型原发性免疫血小板减少症；川崎病；全身型重症肌无力；急性格林巴利综合征	20%
	乙		812	人免疫球蛋白	注射剂	限麻疹和传染性肝炎接触者的预防治疗	20%
XJ06BB	特异性免疫球蛋白						
	乙		813	破伤风人免疫球蛋白 马破伤风免疫球蛋白	注射剂		5%
	乙		814	人狂犬病免疫球蛋白	注射剂		5%
	乙		815	乙型肝炎人免疫球蛋白	注射剂		5%
XJ07	疫苗类						
	甲		816	抗炭疽血清	注射剂		—
	乙		817	精制抗炭疽血清	注射剂		5%
	乙		818	人用狂犬病疫苗（Vero细胞、地鼠肾细胞、鸡胚细胞、人二倍体细胞）	注射剂	限工伤保险	—
XL	抗肿瘤药及免疫调节剂						
XL01	抗肿瘤药						

药品分类代码	药品分类	编号	药品名称	剂型	备注	自付比例
XL01A	烷化剂类					
XL01AA	氮芥类似物					
	甲	819	氮芥	注射剂		—
	甲	820	环磷酰胺	口服常释剂型		—
	甲	★（820）	环磷酰胺	注射剂		—
	乙	821	苯丁酸氮芥	口服常释剂型		5%
	乙	822	美法仑	口服常释剂型		5%
	乙	823	硝卡芥	注射剂		5%
	乙	824	异环磷酰胺	注射剂		5%
XL01AB	烷基磺酸盐					
	甲	825	白消安	口服常释剂型		—
	乙	★（825）	白消安	注射剂		5%
XL01AD	亚硝基脲类					
	甲	826	司莫司汀	口服常释剂型		—
	乙	827	福莫司汀	注射剂	限二线用药	20%
	乙	828	卡莫司汀	注射剂		5%
	乙	829	洛莫司汀	口服常释剂型		5%
	乙	830	尼莫司汀	注射剂		5%
XL01AX	其他烷化剂					

药品分类代码	药品分类	编号	药品名称	剂型	备注	自付比例
	甲	831	塞替派	注射剂		—
	乙	832	达卡巴嗪	注射剂		5%
	乙	833	氮甲	口服常释剂型		5%
	乙	834	替莫唑胺	口服常释剂型	限二线用药	20%
XL01B	抗代谢药					
XL01BA	叶酸类似物					
	甲	835	甲氨蝶呤	注射剂		—
	乙	836	培美曲塞	注射剂	限局部晚期或转移性非鳞状细胞型非小细胞肺癌;恶性胸膜间皮瘤	20%
	乙	837	雷替曲塞	注射剂	限消化道肿瘤二线化疗患者使用	20%
XL01BB	嘌呤类似物					
	甲	838	巯嘌呤	口服常释剂型		—
	乙	839	氟达拉滨	口服常释剂型	限B细胞慢性淋巴细胞白血病或滤泡淋巴瘤	20%
	乙	★(839)	氟达拉滨	注射剂	限B细胞慢性淋巴细胞白血病或滤泡淋巴瘤	20%
	乙	840	硫鸟嘌呤	口服常释剂型		5%

药品分类代码	药品分类	编号	药品名称	剂型	备注	自付比例
XL01BC	嘧啶类似物					
	甲	841	阿糖胞苷	注射剂		—
	甲	★（495）	氟尿嘧啶	口服常释剂型		—
	甲	★（495）	氟尿嘧啶	注射剂		—
	甲	842	替加氟	口服常释剂型		—
	乙	843	地西他滨	注射剂	限高危的骨髓增生异常综合征患者	20%
	乙	★（495）	氟尿嘧啶氯化钠 氟尿嘧啶葡萄糖	注射剂		5%
	乙	844	吉西他滨	注射剂		20%
	乙	845	卡莫氟	口服常释剂型		5%
	乙	846	卡培他滨	口服常释剂型		5%
	乙	847	去氧氟尿苷	口服常释剂型		5%
	乙	848	替吉奥	口服常释剂型		20%
	乙	★（842）	替加氟	栓剂		5%
	乙	★（842）	替加氟 替加氟氯化钠	注射剂		5%
	乙	★（495）	氟尿嘧啶	口服液体剂		5%
	乙	★（495）	氟尿嘧啶	植入剂		20%

药品分类代码	药品分类		编号	药品名称	剂型	备注	自付比例
XI01C	植物生物碱类及其他天然药物						
XI01CA	长春花生物碱类及其天然药似药						
		甲	849	长春新碱	注射剂		—
		乙	850	长春地辛	注射剂		5%
		乙	851	长春碱	注射剂		5%
		乙	852	长春瑞滨	口服常释剂型		5%
		乙	★(852)	长春瑞滨	注射剂		5%
XI01CB	鬼臼毒素衍生物						
		甲	853	依托泊苷	注射剂		—
		乙	854	替尼泊苷	注射剂		5%
		乙	855	托泊替康	口服常释剂型		5%
		乙	★(855)	托泊替康	注射剂		5%
		乙	856	伊立替康	注射剂		5%
		乙	★(853)	依托泊苷	口服常释剂型		5%
XI01CD	紫杉烷类						
		甲	857	紫杉醇	注射剂		—
		乙	858	多西他赛	注射剂		5%
		乙	★(857)	紫杉醇	脂质体注射剂	限二线用药	20%
XI01CX	其他植物生物碱及天然药物						

药品分类代码	药品分类	编号	药品名称	剂型	备注	自付比例
	甲	859	高三尖杉酯碱	注射剂		—
	甲	860	羟喜树碱	注射剂		—
	乙	861	斑蝥酸钠维生素 B₆	注射剂	限原发性肝癌、肺癌	5%
	乙	★（859）	高三尖杉酯碱氯化钠	注射剂		5%
	乙	862	榄香烯	口服液体剂	限晚期胃癌或食管癌晚期胃癌改善症状的辅助治疗	20%
	乙	★（862）	榄香烯	注射剂	限肿瘤介入治疗、腔内化疗及癌性胸腹水的患者	20%
	乙	863	羟基喜树碱氯化钠	注射剂		5%
	乙	864	三尖杉酯碱	注射剂		5%
	乙	865	草乌甲素	口服液体剂	限工伤保险	—
XL01D	细胞毒类抗生素及相关药物					
XL01DA	放线菌素类					
	甲	866	放线菌素 D	注射剂		—
XL01DB	蒽环类及相关药物					
	甲	867	多柔比星	注射剂		—
	甲	868	柔红霉素	注射剂		—
	乙	869	阿柔比星	注射剂		5%
	乙	870	吡柔比星	注射剂		5%

药品分类代码	药品分类	编号	药品名称	剂型	备注	自付比例
	乙	871	表柔比星	注射剂		5%
	乙	872	米托蒽醌 米托蒽醌葡萄糖	注射剂		5%
	乙	873	伊达比星	注射剂	限二线用药	20%
XL01DC	其他细胞毒类抗生素					
	甲	874	平阳霉素	注射剂		—
	甲	875	丝裂霉素	注射剂		—
	乙	876	博来霉素	注射剂		5%
XL01X	其他抗肿瘤药					
XL01XA	铂化合物					
	甲	877	卡铂	注射剂		—
	甲	878	顺铂	注射剂		—
	乙	879	奥沙利铂	注射剂		0
	乙	880	洛铂	注射剂		5%
	乙	881	奈达铂	注射剂		5%
	乙	★(878)	顺铂氯化钠	注射剂		5%
XL01XB	甲基肼类					
	甲	882	丙卡巴肼	口服常释剂型		—
XL01XC	单克隆抗体					

药品分类代码	药品分类	编号	药品名称	剂型	备注	自付比例
	乙.TX10	883	曲妥珠单抗	注射剂	限以下情况方可支付：1. HER2 阳性的乳腺癌手术后患者，支付不超过12个月。2. HER2 阳性的转移性乳腺癌。3. HER2 阳性的晚期转移性胃癌	30%医保支付标准：不高于7600元［440mg（20mL）/瓶］
	乙.TX11	884	贝伐珠单抗	注射剂	限晚期转移性结直肠癌或晚期非鳞非小细胞肺癌	30%医保支付标准：不高于1998元［100mg（4mL）/瓶］
	乙.TX12	885	尼妥珠单抗	注射剂	限与放疗联合治疗表皮生长因子受体（EGFR）表达阳性的Ⅲ/Ⅳ期鼻咽癌	30%医保支付标准：不高于1700元［10mL：（50mg）/瓶］

药品分类代码	药品分类	编号	药品名称	剂型	备注	自付比例
	乙 TX13	886	利妥昔单抗	注射剂	限复发或耐药的滤泡性中央型淋巴瘤（国际工作分类分类B、C和D亚型的B细胞非霍奇金淋巴瘤），CD20阳性Ⅲ～Ⅳ期滤泡性非霍奇金淋巴瘤，CD20阳性弥漫大B细胞非霍奇金淋巴瘤；最多支付8个疗程	30% 医保支付标准:不高于2418元[100mg(10mL)/瓶]，8289.87元[500mg(50mL)/瓶]
XL01XE	蛋白激酶抑制剂					
	乙	887	埃克替尼	口服常释剂型	限EGFR基因敏感突变的晚期非小细胞肺癌	30%
	乙	888	达沙替尼	口服常释剂型	限对伊马替尼耐药或不耐受的慢性髓性白血病患者	30%
	乙 TX14	889	厄洛替尼	口服常释剂型	限EGFR基因敏感突变的晚期非小细胞肺癌	30% 医保支付标准:不高于195元(150mg/片)，142.97元(100mg/片)

药品分类代码	药品分类	编号	药品名称	剂型	备注	自付比例
	乙. TX15	890	索拉非尼	口服常释剂型	限以下情况方可支付: 1. 不能手术的肾细胞癌; 2. 不能手术或远处转移的肝细胞癌; 3. 放射性碘治疗无效的局部复发或转移性、分化型甲状腺癌	30% 医保支付标准: 不高于 203 元(0.2g/片)
	乙. TX16	891	拉帕替尼	口服常释剂型	限 HER2 过表达且既往接受过包括蒽环类、紫杉醇、曲妥珠单抗治疗的晚期或转移性乳腺癌	30% 医保支付标准: 不高于 70 元(250mg/片)
	乙. TX17	892	阿帕替尼	口服常释剂型	限既往至少接受过 2 种系统化疗后进展或复发的晚期胃腺癌或胃 - 食管结合部腺癌患者	30% 医保支付标准:不高于 136 元(250mg/片)、185.5 元(375mg/片)、204.15 元(425mg/片)

药品分类代码	药品分类	编号	药品名称	剂型	备注	自付比例
	乙	893	吉非替尼	口服常释剂型	限 EGFR 基因敏感突变的晚期非小细胞肺癌	30%
	乙	894	伊马替尼	口服常释剂型	限有慢性髓性白血病诊断并有费城染色体阳性的检验证据；胃肠间质瘤	30%
XL01XW	蛋白酶体抑制剂					
	乙.TX18	895	硼替佐米	注射剂	限多发性骨髓瘤、复发或难治性套细胞淋巴瘤患者，并满足以下条件：1. 每 2 个疗程需提供治疗有效的证据后方可继续支付；2. 由三级医院血液专科或血液科医师处方；3. 与来那度胺联合使用不予支付	30%医保支付标准：不高于 6116 元（3.5mg/瓶）、2344.26 元（1mg/瓶）
XL01XX	其他抗肿瘤药					
	甲	896	门冬酰胺酶	注射剂		—
	甲	897	羟基脲	口服常释剂型		—
	甲	★（530）	维 A 酸	口服常释剂型		—
	乙	898	安吖啶	注射剂		5%
	乙	899	雌莫司汀	口服常释剂型		5%

药品分类代码	药品分类		编号	药品名称	剂型	备注	自付比例
	乙.TX19		900	重组人血管内皮抑制素	注射剂	限晚期非小细胞肺癌患者	20% 医保支付标准:不高于630元（15mg/2.4×10⁵U/3mL/支）
	乙.TX20		901	西达本胺	口服常释剂型	限既往至少接受过一次全身化疗的复发或难治的外周T细胞淋巴瘤（PTCL）患者	30% 医保支付标准:不高于385元（5mg/片）
		乙	902	甘氨双唑钠	注射剂	限头颈部恶性肿瘤	5%
		乙	903	甲异靛	口服常释剂型		5%
		乙	904	六甲蜜胺	口服常释剂型		5%
		乙	905	亚砷酸（三氧化二砷）亚砷酸氯化钠	注射剂		0
		乙	906	尿多酸肽	注射剂		5%
		乙	907	重组改构人肿瘤坏死因子	注射剂	限二线用药	20%
XL02	内分泌治疗用药						
XL02A	激素类及相关药物						

药品分类代码	药品分类	编号	药品名称	剂型	备注	自付比例
	乙	908	丙氨瑞林	注射剂		5%
	乙	909	戈那瑞林	注射剂		5%
	乙	910	戈舍瑞林	口服常释剂型缓释植入剂		5%
	乙	911	亮丙瑞林	微球注射剂缓释微球注射剂		5%
	乙	912	曲普瑞林	注射剂		5%
XL02B	激素拮抗剂及相关药物					
	甲	913	氨鲁米特	口服常释剂型		—
	甲	914	他莫昔芬	口服常释剂型		—
	乙	915	阿那曲唑	口服常释剂型		5%
	乙.TX21	916	阿比特龙	口服常释剂型	限转移性去势抵抗性前列腺癌	30% 医保支付标准:不高于144.92元(250mg/片)
	乙.TX22	917	氟维司群	注射剂	限芳香化酶抑制剂治疗失败后的晚期、激素受体(ER/PR)阳性乳腺癌治疗	30% 医保支付标准:不高于2400元[5mL(0.25g)/支]

药品分类代码	药品分类	编号	药品名称	剂型	备注	自付比例
	乙	918	比卡鲁胺	口服常释剂型		5%
	乙	919	氟他胺	口服常释剂型		5%
	乙	920	来曲唑	口服常释剂型		5%
	乙	921	托瑞米芬	口服常释剂型		5%
	乙	922	依西美坦	口服常释剂型		5%
XL03	免疫兴奋剂					
XL03A	免疫兴奋剂					
XL03AA	集落刺激因子					
	乙	923	聚乙二醇化重组人粒细胞刺激因子	注射剂	限前次化疗发生过重度中性粒细胞减少合并发热的患者	5%
	乙	924	重组人粒细胞刺激因子 重组人粒细胞刺激因子（CHO细胞）	注射剂	限放化疗后的骨髓抑制	5%
	乙	925	重组人粒细胞巨噬细胞刺激因子	注射剂	限放化疗后的骨髓抑制	5%
XL03AB	干扰素类					
	乙 TX23	926	重组人干扰素β-1b	注射剂	限常规治疗无效的多发性硬化患者	30% 医保支付标准:不高于590元(0.3mg/支)

药品分类代码	药品分类	编号	药品名称	剂型	备注	自付比例
	乙	927	聚乙二醇干扰素 α2a	注射剂	限丙肝、慢性活动性乙肝，连续使用 6 个月无效时停药，连续使用不超过 12 个月	5%
	乙	928	聚乙二醇干扰素 α2b	注射剂	限丙肝、慢性活动性乙肝，连续使用 6 个月无效时停药，连续使用不超过 12 个月	5%
	乙	929	重组人干扰素 α1b	注射剂	限白血病、淋巴瘤、黑色素瘤、肾癌、多发性骨髓瘤、丙肝、慢性活动性乙肝。丙肝、慢性活动性乙肝连续使用 6 个月无效时停药，连续使用不超过 12 个月	5%
	乙	930	重组人干扰素 α2a 重组人干扰素 α2a（酵母）	注射剂	限白血病、淋巴瘤、黑色素瘤、肾癌、多发性骨髓瘤、丙肝、慢性活动性乙肝。丙肝、慢性活动性乙肝连续使用 6 个月无效时停药，连续使用不超过 12 个月	5%
	乙	931	重组人干扰素 α2b 重组人干扰素 α2b（假单胞菌） 重组人干扰素 α2b（酵母）	注射剂	限白血病、淋巴瘤、黑色素瘤、肾癌、多发性骨髓瘤、丙肝、慢性活动性乙肝。丙肝、慢性活动性乙肝连续使用 6 个月无效时停药，连续使用不超过 12 个月	5%

药品分类代码	药品分类	编号	药品名称	剂型	备注	自付比例
XL03AC	白介素类					
	乙	932	重组人白介素-11 重组人白介素-11（Ⅰ） 重组人白介素-11（酵母）	注射剂	限放化疗引起的严重血小板减少患者	5%
	乙	933	重组人白介素-2 重组人白介素-2（Ⅰ） 重组人白介素-2（125Ala） 重组人白介素-2（125Ser）	注射剂	限肾细胞癌、黑色素瘤、癌性胸腹腔积液	5%
XL03AX	其他免疫增强剂					
	甲	934	肌苷	注射剂		—
	乙	935	氨肽素	口服常释剂型		20%
	乙	936	草分枝杆菌F.U.36	注射剂		20%
	乙	937	鲨肝醇	口服常释剂型		0
	乙	938	维生素B₄（腺嘌呤）	口服常释剂型		0
	乙	939	乌苯美司	口服常释剂型		20%
	乙	940	胸腺法新	注射剂	限工伤保险	—
	乙	941	卡介菌多糖核酸	注射剂		20%
	乙	942	小檗胺	口服常释剂型		5%
	乙	943	匹多莫德	口服常释剂型 口服液体剂 颗粒剂	限有免疫功能低下证据患者	20%

药品分类代码	药品分类	编号	药品名称	剂型	备注	自付比例
	乙	944	甘露聚糖肽	注射剂	限有免疫功能低下证据或3、4期恶性肿瘤的患者使用	20%
	乙	945	香菇多糖	注射剂	限有免疫功能低下证据或3、4期恶性肿瘤的患者使用	20%
XL04	免疫抑制剂					
XL04A	免疫抑制剂					
XL04AA	选择性免疫抑制剂					
	乙	946	来氟米特	口服常释剂型		5%
	乙	947	吗替麦考酚酯	口服常释剂型 口服液体剂	限器官移植	20%
	乙	948	麦考酚钠	口服常释剂型	限器官移植	20%
	乙	949	西罗莫司	口服常释剂型 口服液体剂	限器官移植	20%
	乙、TX24	950	依维莫司	口服常释剂型	限以下情况方可支付：1.接受舒尼替尼或索拉非尼治疗失败的晚期肾细胞癌成人患者。2.不可切除的，局部晚期或转移性的，分化良好的（中度分化或高度分化）进展期胰腺神经内分泌瘤成人患者。3.不需立即手术治疗的结节性硬化症相关的肾血管平滑肌脂肪瘤（TSC－AML）成人患者	30% 医保支付标准：不高于148元（5mg/片）、87.05元（2.5mg/片）

药品分类代码	药品分类	编号	药品名称	剂型	备注	自付比例
	乙	951	抗人T细胞兔免疫球蛋白	注射剂	限器官移植排斥反应高危人群的诱导治疗；急性排斥反应的治疗；重型再生障碍性贫血	20%
	乙	952	兔抗人胸腺细胞免疫球蛋白	注射剂	限器官移植排斥反应高危人群的诱导治疗；急性排斥反应的治疗；重型再生障碍性贫血	20%
XL04AB	肿瘤坏死因子α(TNF-α)抑制剂					
	乙	953	重组人II型肿瘤坏死因子受体-抗体融合蛋白	注射剂	限诊断明确的类风湿关节炎经传统DMARDs治疗3~6个月疾病活动度下降低于50%者；诊断明确的强直性脊柱炎（不含放射学前期中轴性脊柱关节炎）NSAIDs充分治疗3个月疾病活动度下降低于50%者，并需风湿病专科医师处方	20%
	乙	954	英夫利西单抗	注射剂	限诊断明确的类风湿关节炎经传统DMARDs治疗3~6个月疾病活动度下降低于50%者；诊断明确的强直性脊柱炎（不含放射学前期中轴性脊柱关节炎）NSAIDs充分治疗3个月疾病活动度下降低于50%者，并需风湿病专科医师处方	20%

药品分类代码	药品分类	编号	药品名称	剂型	备注	自付比例
XL04AC	白介素抑制剂					
	乙	955	巴利昔单抗	注射剂	限器官移植的诱导治疗	20%
XL04AD	钙神经素抑制剂					
	甲	956	环孢素	口服常释剂型 口服液体剂		—
	甲	★(956)	环孢素	注射剂		—
	乙	★(543)	他克莫司	口服常释剂型 缓释控释剂型		5%
XL04AX	其他免疫抑制剂					
	甲	★(835)	甲氨蝶呤	口服常释剂型		—
	甲	957	硫唑嘌呤	口服常释剂型		—
	乙 TX25	958	来那度胺	口服常释剂型	限曾接受过至少一种疗法的多发性骨髓瘤的成年患者,并满足以下条件:1.每2个疗程需提供治疗有效的证据后方可继续支付;2.由三级医院血液专科或血液专科医院医师处方;3.与硼替佐米联合使用处方不予支付	30% 医保支付标准:不高于866元(10mg/片),1101.99元(25mg/片)

续表

药品分类代码	药品分类	编号	药品名称	剂型	备注	自付比例
	乙	959	吡非尼酮	口服常释剂型	限特发性肺纤维化	20%
	乙	960	咪唑立宾	口服常释剂型	限器官移植	20%
	乙	961	沙利度胺	口服常释剂型		5%
XM			肌肉－骨骼系统药物			
XM01			抗炎和抗风湿药			
XM01A			非甾体类抗炎和抗风湿药			
XM01AB			醋酸衍生物及相关药物			
	甲	962	双氯芬酸	口服常释剂型		—
	甲	★(962)	双氯芬酸（Ⅰ、Ⅲ、Ⅳ、Ⅴ）	缓释控释剂型	△	—
	甲	963	吲哚美辛	栓剂		—
	乙	964	氨糖美辛	口服常释剂型		5%
	乙	965	醋氯芬酸	口服常释剂型		5%
	乙	966	舒林酸	口服常释剂型缓释控释剂型		5%
	乙	967	酮咯酸氨丁三醇	注射剂	限手术后疼痛或严重急性疼痛的短期治疗	5%
	乙	★(963)	吲哚美辛	口服常释剂型缓释控释剂型缓释控释颗粒剂		5%
	乙	968	复方双氯芬酸	注射剂		5%

· 105 ·

药品分类代码	药品分类	编号	药品名称	剂型	备注	自付比例
XM01AC	乙	969	复方川芎吲哚美辛	口服常释剂型		5%
	乙	970	复方独活吲哚美辛	口服常释剂型		5%
	昔康类					
	乙	971	吡罗昔康	口服常释剂型 缓释控释剂型		5%
	乙	972	氯诺昔康	注射剂		5%
	乙	973	美洛昔康	口服常释剂型		5%
XM01AE	丙酸衍生物					
	甲	974	布洛芬	口服常释剂型		—
	甲	975	小儿布洛芬	栓剂		—
	乙	★（974）	布洛芬	口服液体剂 缓释控释剂型 颗粒剂	△	0
	乙	★（974）	布洛芬	乳膏剂	△	5%
	乙	976	氟比洛芬	贴膏剂 巴布膏剂 凝胶贴膏剂	△	5%
	乙	977	氟比洛芬酯	注射剂	限不能口服药物或口服药物效果不理想的术后镇痛、晚期癌症的癌性疼痛	5%

药品分类代码	药品分类	编号	药品名称	剂型	备注	自付比例
	乙	978	精氨酸布洛芬	口服常释剂型 颗粒剂 口服散剂		5%
	乙	979	洛索洛芬	口服常释剂型		5%
	乙	★（979）	洛索洛芬	贴剂 贴膏剂	△	5%
	乙	980	萘普生	口服常释剂型 缓释控释剂型	△	5%
	乙	981	右旋布洛芬	口服液体剂	限儿童	0
	乙	982	萘普生氯化钠	注射剂	限不能口服药物或口服药物效果不理想的术后镇痛，晚期癌症的癌性疼痛	5%
	乙	983	复方布洛芬	口服常释剂型		5%
XM01AG	灭酸类					
	乙	984	氟芬那酸	口服常释剂型		5%
XM01AH	昔布类					
	乙	985	艾瑞昔布	口服常释剂型	限二线用药	5%
	乙	986	帕瑞昔布	注射剂	限不能口服药物或口服药物效果不理想的术后镇痛	5%

药品分类代码	药品分类	编号	药品名称	剂型	备注	自付比例
	乙	987	塞来昔布	口服常释剂型	限二线用药	5%
	乙	988	依托考昔	口服常释剂型	限二线用药	5%
XM01AX	其他非甾体类抗炎和抗风湿药					
	甲	989	萘丁美酮	口服常释剂型		—
	甲	990	尼美舒利	口服常释剂型		—
	乙	991	艾拉莫德	口服常释剂型	限活动性类风湿关节炎患者的二线治疗	5%
	乙	992	氨基葡萄糖	口服常释剂型	△	5%
	乙	993	白芍总苷	口服常释剂型		5%
	乙	994	草乌甲素	口服常释剂型		5%
	乙	★(989)	萘丁美酮	缓释控释剂型		5%
	乙	995	双醋瑞因	口服常释剂型		5%
	乙	★(990)	尼美舒利	缓释控释剂型颗粒剂		5%
XM01C	特异性抗风湿药					
	甲	996	青霉胺	口服常释剂型		—
XM02	关节和肌肉痛局部用药					
	乙	997	汉防己甲素	口服常释剂型	限尘肺	5%
	乙	★(997)	汉防己甲素	注射剂	限尘肺	5%

药品分类代码	药品分类	编号	药品名称	剂型	备注	自付比例
	乙	998	双氯芬酸二乙胺	软膏剂 凝胶剂	△	5%
	乙	999	樟脑	软膏剂 外用液体剂 醑剂	△	5%
	乙	1000	依托芬那酯	软膏剂		5%
	乙	★(962)	双氯芬酸	贴剂 凝胶剂 栓剂		5%
	乙	★(963)	吲哚美辛	软膏剂		5%
	乙	1001	复方七叶皂苷	凝胶剂	限工伤保险	—
XM03	肌肉松弛药					
	甲	1002	阿曲库铵	注射剂		—
	甲	1003	氯化琥珀胆碱	注射剂		—
	甲	1004	维库溴铵	注射剂		—
	乙	1005	巴氯芬	口服常释剂型		5%
	乙	1006	苯磺顺阿曲库铵	注射剂	限阿曲库铵注射剂不能耐受的患者	5%
	乙	1007	复方氯唑沙宗	口服常释剂型	△	5%

药品分类代码	药品分类	编号	药品名称	剂型	备注	自付比例
		1008	罗库溴铵	注射剂		5%
		1009	米库氯铵	注射剂		5%
		1010	哌库溴铵	注射剂		5%
		1011	洋库溴铵	注射剂		5%
		1012	替扎尼定	口服常释剂型		5%
		1013	乙哌立松	口服常释剂型		5%
XM04	抗痛风药					
		1014	别嘌醇	口服常释剂型		—
		1015	秋水仙碱	口服常释剂型		—
		1016	苯溴马隆	口服常释剂型		5%
		★（1014）	别嘌醇	缓释控释剂型		5%
		1017	丙磺舒	口服常释剂型		5%
		1018	非布司他	口服常释剂型	限肾功能不全或别嘌醇过敏的痛风患者	5%
XM05	治疗骨病的药物					
		1019	阿仑膦酸钠	口服常释剂型	限中重度骨质疏松	5%
		1020	胆维丁	口服乳剂	限婴幼儿佝偻病	0
		1021	雷奈酸锶	干混悬剂	限重度骨质疏松	5%
		1022	利塞膦酸钠	口服常释剂型	限中重度骨质疏松	5%

药品分类代码	药品分类	编号	药品名称	剂型	备注	自付比例
	乙	1023	氯膦酸二钠	口服常释剂型	限癌症骨转移	5%
	乙	★（1023）	氯膦酸二钠	注射剂	限癌症骨转移	5%
	乙	1024	帕米膦酸二钠 帕米膦酸二钠葡萄糖	注射剂	限癌症骨转移	5%
	乙	1025	羟乙膦酸钠	口服常释剂型	限中重度骨质疏松	5%
	乙	1026	伊班膦酸	注射剂	限重度骨质疏松或恶性肿瘤骨转移并有明显癌痛的患者	5%
	乙	1027	因卡膦酸二钠	注射剂	限恶性肿瘤骨转移并有明显癌痛的患者	5%
	乙	1028	唑来膦酸	注射剂	限重度骨质疏松或癌症骨转移	5%
XM09	其他肌肉－骨骼系统病用药					
	乙	1029	动物骨多肽制剂	注射剂	◇；限工伤保险	—
	乙	1030	玻璃酸钠	注射剂		5%
XN	神经系统药物					
XN01	麻醉剂					
XN01A	全身麻醉剂					
XN01AB	卤代烃类					
	甲	1031	恩氟烷	液体剂		—

药品分类代码	药品分类			编号	药品名称	剂型	备注	自付比例
		甲		1032	异氟烷	液体剂 吸入剂 吸入麻醉剂 溶液剂		—
		乙		1033	地氟烷	溶液剂		5%
		乙		1034	七氟烷	吸入用溶液剂 吸入溶液剂 液体剂		5%
XN01AF	巴比妥类的单方制剂							
		甲		1035	硫喷妥钠	注射剂		—
XN01AH	阿片类麻醉药							
		甲		1036	芬太尼	注射剂		—
		乙		1037	瑞芬太尼	注射剂		5%
		乙		1038	舒芬太尼	注射剂		5%
XN01AX	其他全身麻醉药							
		甲		1039	丙泊酚	注射剂		—
		甲		1040	氯胺酮	注射剂		—
		乙		1041	丙泊酚中/长链脂肪乳	注射剂	限丙泊酚注射剂不能耐受的患者	5%

药品分类代码	药品分类	编号	药品名称	剂型	备注	自付比例
	乙	1042	羟丁酸钠	注射剂		5%
	乙	1043	氧化亚氮	气体剂型		5%
	乙	1044	依托咪酯	注射剂		5%
XN01B	局部麻醉剂					
XN01BA	氨基苯甲酸酯类					
	甲	1045	丁卡因	注射剂		—
	甲	1046	普鲁卡因	注射剂		—
	乙	★（1045）	丁卡因	口服液体剂 溶液剂		5%
	乙	★（1045）	丁卡因	凝胶剂		5%
	乙	1047	氯普鲁卡因	注射剂		5%
XN01BB	酰胺类					
	甲	1048	布比卡因	注射剂		—
	乙	1049	复方阿替卡因	注射剂		5%
	乙	★（323）	利多卡因	吸入剂 凝胶剂 外用液体剂		5%
	乙	★（323）	利多卡因 利多卡因（Ⅰ）	胶浆剂		0

药品分类代码	药品分类	编号	药品名称	剂型	备注	自付比例
	乙	1050	罗哌卡因	注射剂		5%
	乙	1051	左布比卡因	注射剂	限布比卡因注射剂不能耐受的患者	5%
XN01BX	其他局部麻醉药					
	乙	1052	达克罗宁	胶浆剂		5%
	乙	1053	辣椒碱	软膏剂	△	5%
XN02	镇痛药					
XN02A	阿片类					
XN02AA	天然阿片碱					
	甲	1054	吗啡	口服常释剂型		—
	甲	★(1054)	吗啡	注射剂		—
	乙	1055	氨酚待因Ⅰ(Ⅱ)	口服常释剂型		5%
	乙	1056	氨酚氢可待因	口服常释剂型		5%
	乙	1057	可待因	注射剂		5%
	乙	1058	洛芬待因	口服常释剂型缓释控释剂型		5%
	乙	★(1054)	吗啡	缓释控释剂型		0
	乙	★(1054)	吗啡	口服液体剂		5%
	乙	★(1054)	吗啡	栓剂		5%

药品分类代码	药品分类	编号	药品名称	剂型	备注	自付比例
	乙	1059	纳美芬	注射剂	限急救抢救	5%
	乙	1060	羟考酮	口服常释剂型 缓释控释剂型		5%
	乙	★（1060）	羟考酮	注射剂		5%
	乙	1061	氢吗啡酮	注射剂		5%
	乙	1062	双氢可待因	口服常释剂型 缓释控释剂型		5%
XN02AB	苯基哌啶衍生物					
	甲	1063	哌替啶	注射剂		—
	乙	★（1036）	芬太尼	贴剂	限癌症疼痛患者或其他方法难以控制的重度疼痛	5%
XN02AD	苯并吗啡烷衍生物					
	乙	1064	喷他佐辛	注射剂		5%
XN02AF	吗啡烷衍生物					
	乙	1065	布托啡诺	注射剂		5%
	乙	1066	纳布啡	注射剂	限复合麻醉	5%
XN02AX	其他阿片类药					
	甲	1067	布桂嗪	口服常释剂型		—
	乙	1068	氨酚曲马多	口服常释剂型		5%

续表

药品分类代码	药品分类	编号	药品名称	剂型	备注	自付比例
	乙	★（1067）	布桂嗪	注射剂		0
	乙	1069	丁丙诺啡	透皮贴剂	限非阿片类止痛剂不能控制的慢性中重度疼痛患者的二线用药	5%
	乙	1070	曲马多	口服常释剂型缓释控释剂型		0
	乙	★（1070）	曲马多	注射剂		0
	乙	★（1070）	曲马多Ⅱ	缓释控释剂型		0
	乙	★（1070）	曲马多	口服液体剂		5%
	乙	1071	地佐辛	注射剂		5%
XN02B	其他解热镇痛药					
XN02BA	水杨酸及其衍生物					
	乙	1072	复方阿司匹林	口服常释剂型		0
	乙	1073	小儿复方阿司匹林	口服常释剂型		0
	乙	1074	赖氨匹林	注射剂		5%
XN02BB	吡唑啉酮类					
	甲	1075	去痛片	口服常释剂型		—
	乙	1076	安乃近	滴鼻剂	限儿童	0
	乙	★（1076）	安乃近	口服常释剂型		0

药品分类代码	药品分类	编号	药品名称	剂型	备注	自付比例
	乙	1077	米格来宁	口服常释剂型		5%
	乙	1078	复方氨基比林	注射剂		0
XN02BE	酰基苯胺类					
	甲	1079	对乙酰氨基酚	口服常释剂型 颗粒剂		—
	甲	1080	小儿对乙酰氨基酚	口服常释剂型		—
	乙	1081	氨酚羟考酮	口服常释剂型		5%
	乙	★（1079）	对乙酰氨基酚	口服液体剂	△	0
	乙	★（1079）	对乙酰氨基酚	缓释控释剂型	△	5%
	乙	★（1079）	对乙酰氨基酚	栓剂	限儿童	0
	乙	1082	复方对乙酰氨基酚	口服常释剂型	△	5%
	乙	1083	复方氨酚愈敏	口服液体剂		5%
	乙	1084	小儿氨酚黄那敏	颗粒剂		0
XN02BG	其他解热镇痛药					
	乙	1085	罗通定	口服常释剂型	△	0
	乙	★（1085）	罗通定	注射剂		0
	乙	1086	四氢帕马丁	口服常释剂型		5%
	乙	1087	普瑞巴林	口服常释剂型	限带状疱疹患者的神经疼痛二线治疗	5%

续表

药品分类代码	药品分类	编号	药品名称	剂型	备注	自付比例
XN02C	抗偏头痛药					
XN02CA	麦角生物碱类					
	甲	1088	麦角胺咖啡因	口服常释剂型		—
	乙	1089	双氢麦角胺	口服常释剂型		5%
XN02CC	选择性5-羟色胺(5HT1)受体激动剂					
	乙	1090	利扎曲普坦	口服常释剂型	限偏头痛急性发作患者的二线用药	5%
	乙	1091	舒马普坦	口服常释剂型	限偏头痛急性发作患者的二线用药	5%
	乙	1092	佐米曲普坦	口服常释剂型	限偏头痛急性发作患者的二线用药	5%
XN03	抗癫痫药					
XN03A	抗癫痫药					
XN03AA	巴比妥类及衍生物					
	甲	1093	苯巴比妥	口服常释剂型		—
	甲	★(1093)	苯巴比妥	注射剂		—
	乙	1094	扑米酮	口服常释剂型		5%
XN03AB	乙内酰脲类衍生物					
	甲	1095	苯妥英钠	口服常释剂型		—

续表

药品分类代码	药品分类	编号	药品名称	剂型	备注	自付比例
XN03AD	甲	★（1095）	苯妥英钠	注射剂		—
	琥珀酰亚胺衍生物					
	乙	1096	乙琥胺	口服常释剂型 口服液体剂		5%
XN03AE	甲	1097	氯硝西泮	口服常释剂型		—
	苯二氮卓衍生物					
	乙	★（1097）	氯硝西泮	注射剂		5%
XN03AF	甲	1098	卡马西平	口服常释剂型		—
	氨甲酰衍生物					
	乙	1099	奥卡西平	口服常释剂型 口服液体剂		5%
	乙	★（1098）	卡马西平	缓释控释剂型		5%
XN03AG	甲	1100	丙戊酸钠	口服常释剂型		—
	脂肪酸衍生物					
	乙	1101	丙戊酸镁	缓释控释剂型		0
	乙	★（1100）	丙戊酸钠	口服液体剂 缓释控释剂型		5%
	乙	★（1100）	丙戊酸钠	注射剂		5%
	乙	★（1101）	丙戊酸镁	口服常释剂型		0

药品分类代码	药品分类	编号	药品名称	剂型	备注	自付比例
XN03AX	其他抗癫痫药					
	乙	1102	加巴喷丁	口服常释剂型		5%
	乙	1103	拉莫三嗪	口服常释剂型		5%
	乙	1104	托吡酯	口服常释剂型		5%
	乙	1105	左乙拉西坦	口服常释剂型		5%
	乙	★（1105）	左乙拉西坦	口服液体剂	限儿童	0
XN04	抗帕金森氏病药					
XN04A	抗胆碱能药					
	甲	1106	苯海索	口服常释剂型		—
XN04B	多巴胺能药					
XN04BA	多巴和其衍生物					
	甲	1107	多巴丝肼	口服常释剂型		—
	甲	1108	左旋多巴	口服常释剂型		—
	乙	★（1107）	多巴丝肼	缓释控释剂型	限二线用药	5%
	乙	1109	卡比多巴	口服常释剂型		5%
	乙	1110	屈昔多巴	口服常释剂型	限二线用药	5%
	乙	1111	左旋多巴/卡比多巴	口服常释剂型 缓释控释剂型		5%
XN04BB	金刚烷衍生物					

药品分类代码	药品分类	编号	药品名称	剂型	备注	自付比例
XN04BC	多巴胺激动剂					
	甲	1112	金刚烷胺	口服常释剂型		—
	甲	1113	阿扑吗啡	注射剂		—
	乙	1114	吡贝地尔	缓释控释剂型		5%
	乙	1115	罗匹尼罗	口服常释剂型 缓释控释剂型	限二线用药	5%
	乙	1116	普拉克索	缓释控释剂型	限二线用药	5%
	乙	★(1116)	普拉克索	口服常释剂型		5%
XN04BD	单胺氧化酶B抑制剂					
	乙	1117	司来吉兰	口服常释剂型		5%
XN04BX	其他多巴胺能药					
	乙	1118	恩他卡朋	口服常释剂型	限二线用药	5%
XN05	精神安定药					
XN05A	抗精神病药					
XN05AA	吩噻嗪与脂肪族侧链					
	甲	1119	氯丙嗪	口服常释剂型		—
	甲	★(1119)	氯丙嗪	注射剂		—
	乙	1120	复方盐酸氯丙嗪	注射剂		5%
XN05AB	吩噻嗪与哌嗪结构					

药品分类代码	药品分类	编号	药品名称	剂型	备注	自付比例
	甲	1121	奋乃静	口服常释剂型		—
	甲	★(1121)	奋乃静	注射剂		—
	甲	1122	三氟拉嗪	口服常释剂型		—
	乙	1123	氟奋乃静	口服常释剂型		5%
	乙	★(1123)	氟奋乃静	注射剂		5%
	乙	1124	癸氟奋乃静	注射剂		0
XN05AC	含哌啶结构的吩噻嗪类					
	乙	1125	硫利达嗪	口服常释剂型		5%
	乙	1126	哌泊塞嗪	注射剂		5%
XN05AD	丁酰苯衍生物					
	甲	1127	氟哌啶醇	口服常释剂型		—
	甲	★(1127)	氟哌啶醇	注射剂		—
	乙	1128	氟哌利多	注射剂		5%
XN05AE	吲哚衍生物					
	乙	1129	齐拉西酮	口服常释剂型		5%
	乙	★(1129)	齐拉西酮	注射剂	限不配合口服给药患者	5%
XN05AF	噻吨衍生物					
	乙	1130	氟哌噻吨	口服常释剂型		5%
	乙	★(1130)	氟哌噻吨	注射剂		5%

药品分类代码	药品分类	编号	药品名称	剂型	备注	自付比例
	乙	1131	氯哌噻吨	注射剂		5%
	乙	1132	氯普噻吨	口服常释剂型		5%
XN05AG	乙	★(1132)	氯普噻吨	注射剂		5%
	二苯丁基哌啶衍生物					
	甲	1133	五氟利多	口服常释剂型		—
XN05AH	二氮卓类、去甲羟二氮卓类和硫氮杂卓类					
	甲	1134	喹硫平	口服常释剂型		—
	甲	1135	氯氮平	口服常释剂型		—
	乙.TX26	1136	喹硫平	缓释控释剂型		5% 医保支付标准:不高于3.72元(50mg/片)、10.76元(200mg/片)、14.68元(300mg/片)
	乙	1137	奥氮平	口服常释剂型		5%
	乙	★(1135)	氯氮平	口腔崩解片		5%
	苯甲酰胺类					
XN05AL	甲	1138	舒必利	口服常释剂型		—

药品分类代码	药品分类	编号	药品名称	剂型	备注	自付比例
	甲	★（1138）	舒必利	注射剂		—
	乙	1139	氨磺必利	口服常释剂型		5%
	乙	1140	硫必利	口服常释剂型		5%
	乙	★（1140）	硫必利	注射剂		5%
	乙	1141	舒托必利	注射剂		5%
XN05AN	锂					
	甲	1142	碳酸锂	口服常释剂型		—
	乙	★（1142）	碳酸锂	缓释控释剂型		5%
XN05AX	其他抗精神病药					
	甲	1143	阿立哌唑	口服常释剂型 口腔崩解片		—
	乙	1144	利培酮	口服常释剂型		0
	乙	★（1144）	利培酮	口服液体剂 口腔崩解片		5%
	乙	1145	利培酮	微球注射剂	限不配合口服给药患者	5%
	乙	1146	帕利哌酮	缓释控释剂型		5%
	乙	★（1146）	帕利哌酮	注射剂	限不配合口服给药患者	5%
	乙	1147	哌罗匹隆	口服常释剂型		5%
XN05B	抗焦虑药					

药品分类代码	药品分类	编号		药品名称	剂型	备注	自付比例
XN05BA	苯二氮䓬衍生物						
	甲	1148		阿普唑仑	口服常释剂型		—
	甲	1149		地西泮	口服常释剂型		—
	甲	★(1149)		地西泮	注射剂		—
	甲	1150		劳拉西泮	口服常释剂型		—
	乙	1151		奥沙西泮	口服常释剂型		5%
	乙	★(1149)		地西泮	贴剂		5%
XN05BB	二苯甲烷衍生物						
	甲	1152		羟嗪	口服常释剂型		—
XN05BE	氮杂螺癸烷二酮衍生物						
	甲	1153		丁螺环酮	口服常释剂型		—
	乙	1154		坦度螺酮	口服常释剂型		5%
XN05C	催眠药和镇静药						
XN05CA	巴比妥类的单方制剂						
	乙	1155		司可巴比妥	口服常释剂型		5%
	乙	1156		异戊巴比妥	注射剂		5%
XN05CD	苯二氮䓬衍生物						
	甲	1157		艾司唑仑	口服常释剂型		—
	甲	1158		咪达唑仑	注射剂		—

药品分类代码	药品分类	编号	药品名称	剂型	备注	自付比例
	乙	★（1158）	咪达唑仑	口服常释剂型		5%
	乙	1159	硝西泮	口服常释剂型		5%
	乙	★（1157）	艾司唑仑	注射剂		5%
XN05CF	苯二氮卓类相关药物					
	乙	1160	右佐匹克隆	口服常释剂型		5%
	乙	1161	扎来普隆	口服常释剂型		5%
	乙	1162	佐匹克隆	口服常释剂型		0
	乙	1163	唑吡坦	口服常释剂型		5%
XN05CM	其他催眠镇静剂					
	乙	1164	右美托咪定	注射剂		5%
XN06	精神兴奋药					
XN06A	抗抑郁药					
XN06AA	非选择性单胺重摄取抑制剂					
	甲	1165	阿米替林	口服常释剂型		—
	甲	1166	丙米嗪	口服常释剂型		—
	甲	★（539）	多塞平	口服常释剂型		—
	甲	1167	氯米帕明	注射剂		—
	乙	★（1167）	氯米帕明	口服常释剂型		0
	乙	1168	马普替林	口服常释剂型 口服液体剂		5%

药品分类代码	药品分类	编号	药品名称	剂型	备注	自付比例
XN06AB	乙	★（1168）	马普替林	注射剂		5%
	选择性 5－羟色胺再摄取抑制剂					
	甲	1169	帕罗西汀	口服常释剂型		5%
	乙.TX27	1170	帕罗西汀	肠溶缓释片		5% 医保支付标准：不高于4.59元（12.5mg/片）,7.8元（25mg/片）
	乙	1171	艾司西酞普兰	口服常释剂型	限二线用药	5%
	乙	1172	氟伏沙明	口服常释剂型		5%
	乙	1173	氟西汀	口服常释剂型		5%
	乙	1174	舍曲林	口服常释剂型		5%
	乙	1175	西酞普兰	口服常释剂型		5%
XN06AX	其他抗抑郁药					
	乙	1176	阿戈美拉汀	口服常释剂型	限二线用药	5%
	乙	1177	度洛西汀	口服常释剂型		5%
	乙	1178	吗氯贝胺	口服常释剂型		5%
	乙	1179	米安色林	口服常释剂型		5%
	乙	1180	米氮平	口服常释剂型		5%

続表

药品分类代码	药品分类	编号	药品名称	剂型	备注	自付比例
	乙	1181	米那普仑	口服常释剂型		5%
	乙	1182	曲唑酮	口服常释剂型		5%
	乙	1183	瑞波西汀	口服常释剂型		5%
	乙	1184	噻奈普汀	口服常释剂型		5%
	乙	1185	文拉法辛	口服常释剂型 缓释控释剂型		5%
	乙	1186	安非他酮	口服常释剂型 缓释控释剂型		5%
XN06B			用于儿童注意缺陷障碍伴多动症和促智的精神兴奋药			
	甲	1187	石杉碱甲	口服常释剂型		—
	乙	1188	吡硫醇	注射剂		5%
	乙	1189	甲氯芬酯	口服常释剂型		5%
	乙	1190	咖啡因	注射剂		5%
	乙	1191	哌甲酯	口服常释剂型		5%
	乙	★(1191)	哌甲酯	缓释控释剂型	限由专科医生采用 DSM－Ⅳ 诊断标准作出明确诊断的儿童患者	0
	乙	★(1191)	哌甲酯	注射剂		5%
	乙	1192	托莫西汀	口服释释剂型		5%

· 128 ·

药品分类代码	药品分类	编号	药品名称	剂型	备注	自付比例
	乙	1193	奥拉西坦	注射剂	限脑损伤引起的神经功能障碍患者使用	20%
	乙	★(1193)	奥拉西坦	口服常释剂型		20%
	乙	★(1189)	甲氯芬酯	注射剂	限脑损伤引起的神经功能障碍患者使用	20%
	乙	1194	乙酰谷酰胺	注射剂	限脑损伤引起的神经功能障碍患者使用	20%
	乙	1195	肌氨肽苷	注射剂	限脑损伤引起的神经功能障碍患者使用	20%
XN06C	精神安定药和精神兴奋药的复方制剂					
	乙	1196	氟哌噻吨美利曲辛	口服常释剂型		5%
XN06D	抗痴呆药					
	乙	1197	多奈哌齐	口服常释剂型	限神经专科医生确诊并处方	5%
	乙	★(1197)	多奈哌齐	口腔崩解片	限神经专科医生确诊并处方	5%
	乙	1198	加兰他敏	口服常释剂型	限神经专科医生确诊并处方	5%
	乙	★(1198)	加兰他敏	注射剂	限神经专科医生确诊并处方	5%
	乙	1199	卡巴拉汀	口服常释剂型	限神经专科医生确诊并处方	5%
	乙	1200	美金刚	口服常释剂型 口服溶液剂	限神经专科医生确诊并处方，中重度至重度的阿尔茨海默型痴呆患者	5%
XN07	其他神经系统药物					

药品分类代码	药品分类	编号	药品名称	剂型	备注	自付比例
XN07A	拟副交感神经药					
	甲	1201	新斯的明	注射剂		—
	甲	1202	溴吡斯的明	口服常释剂型		—
	甲	1203	溴新斯的明	口服常释剂型		—
	乙	★（1202）	溴吡斯的明	注射剂		5%
	乙	1204	依酚氯铵	注射剂		5%
XN07B	用于成瘾疾病的药物					
	乙	1205	美沙酮	口服常释剂型 口服液体剂		5%
	乙	★（1205）	美沙酮	注射剂		5%
XN07C	抗眩晕药					
	甲	1206	倍他司汀	口服常释剂型		—
	甲	1207	地芬尼多	口服常释剂型	△	—
	甲	1208	氟桂利嗪	口服常释剂型		—
	乙	★（1206）	倍他司汀	注射剂		5%
	乙	1209	桂利嗪	口服常释剂型		5%
XN07X	其他神经系统药物					
XN07XA	神经节苷脂及其衍生物					
	乙	1210	脑苷肌肽	注射剂	限脑损伤引起的神经功能障碍患者使用	20%

药品分类代码	药品分类		编号	药品名称	剂型	备注	自付比例
XN07XX	其他神经系统药物						
	甲		1211	胞磷胆碱（胞二磷胆碱）	注射剂		—
	乙	★（1211）		胞磷胆碱	口服常释剂型		5%
	乙		1212	吡拉西坦	注射剂		5%
	乙	★（1212）		吡拉西坦（乙酰胺吡咯烷酮）	口服常释剂型		5%
	乙		1213	丁苯酞	口服常释剂型	限轻、中度急性缺血性脑卒中	5%
	乙	★（1213）		丁苯酞氯化钠	注射剂	限轻、中度急性缺血性脑卒中患者在发作 48 小时内开始使用并持续不超过 14 天	5%
	乙		1214	谷维素	口服常释剂型	△	0
	乙		1215	环轮宁	注射剂		5%
	乙		1216	利鲁唑	口服常释剂型		5%
	乙		1217	鼠神经生长因子	注射剂	限外伤性视神经损伤或正己烷中毒	20%
	乙		1218	天麻素	口服常释剂型		5%
	乙	★（1218）		天麻素	注射剂		5%
	乙		1219	依达拉奉	注射剂	限急性脑梗死患者在发作 24 小时内开始使用并持续不超过 14 天	20%

药品分类代码	药品分类	编号	药品名称	剂型	备注	自付比例
	乙	1220	长春西汀	口服常释剂型	限出血性脑卒中恢复期,使用不超过1个月	5%
	乙	★(1220)	长春西汀	注射剂	限缺血性脑卒中,使用不超过14天	5%
	乙	1221	单唾液酸四己糖神经节苷脂	注射剂	限脑或脊髓损伤引起的神经功能障碍患者	20%
	乙	1222	脑蛋白水解物	口服常释剂型		20%
	乙	★(1222)	脑蛋白水解物 脑蛋白水解物(Ⅰ、Ⅱ、Ⅲ)	注射剂	限脑损伤引起的神经功能障碍患者使用	20%
	乙	1223	小牛血清去蛋白	注射剂	限脑损伤引起的神经功能障碍患者使用	20%
	乙	1224	安络痛	口服常释剂型		5%
	乙	1225	薄芝糖肽	注射剂		20%
XP	抗寄生虫药、杀虫药和驱虫药					
XP01	抗原虫药					
XP01A	治疗阿米巴病和其他原虫病药					
	甲	★(546)	甲硝唑	口服常释剂型		—
	乙	1226	双碘喹啉	口服常释剂型		5%
	乙	1227	依米丁	注射剂		5%

药品分类代码	药品分类	药品分类	编号	药品名称	剂型	备注	自付比例
XP01B		乙	★(730)	奥硝唑	口服常释剂型		0
	抗疟药	甲	1228	伯氨喹	口服常释剂型		—
		甲	1229	蒿甲醚	口服常释剂型		—
		甲	1230	奎宁	口服常释剂型		—
		甲	1231	氯喹	口服常释剂型		—
		甲	★(1231)	氯喹	注射剂		—
		甲	1232	青蒿素类药物		◇	—
		甲	1233	乙胺嘧啶	口服常释剂型		—
		乙	1234	咯萘啶	口服常释剂型		5%
		乙	★(1234)	咯萘啶	注射剂		5%
		乙	1235	磺胺多辛乙胺嘧啶	口服常释剂型		5%
		乙	★(1230)	奎宁	注射剂		5%
		乙	1236	哌喹	口服常释剂型		5%
		乙	1237	羟氯喹	口服常释剂型		5%
		乙	1238	青蒿素	栓剂		5%
		乙	★(1233)	乙胺嘧啶	贴剂		5%
		乙	1239	双氢青蒿素	口服常释剂型		5%
XP01C	抗利什曼病和锥虫病药物						

药品分类代码	药品分类	药品分类	编号	药品名称	剂型	备注	自付比例
		甲	1240	喷他脒	口服常释剂型		—
		甲	1241	葡萄糖酸锑钠	口服常释剂型		—
		甲	★（1241）	葡萄糖酸锑钠	注射剂		—
		乙	★（1240）	喷他脒	注射剂		5%
XP02	抗螨虫药						
XP02B	抗吸虫药						
		甲	1242	吡喹酮	口服常释剂型		—
		甲	1243	硫氯酚	口服常释剂型		—
XP02C	抗线虫药						
		甲	1244	阿苯达唑	口服常释剂型		—
		甲	1245	甲苯咪唑	口服常释剂型		—
		甲	1246	乙胺嗪	口服常释剂型		—
		乙	1247	哌嗪	口服常释剂型 锭剂		5%
		乙	1248	双羟萘酸噻嘧啶	口服常释剂型 颗粒剂		5%
		乙	★（1248）	双羟萘酸噻嘧啶	软膏剂 栓剂		5%
		乙	1249	左旋咪唑	口服常释剂型 口服液体剂		5%

药品分类代码	药品分类		编号	药品名称	剂型	备注	自付比例
XP02D	抗绦虫药	乙	★（1244）	阿苯达唑	颗粒剂		0
XP03	包括杀疥螨药、杀虫剂及驱虫剂的杀体外寄生虫药	乙	1250	氯硝柳胺	口服常释剂型		5%
		乙	1251	克罗米通	软膏剂		5%
		乙	1252	林旦	软膏剂		5%
		乙	1253	升华硫	软膏剂		5%
XR	呼吸系统						
XR01	鼻部制剂						
XR01A	减轻充血药及其他鼻部局部用药						
XR01AA	单方拟交感神经药	甲	★（334）	麻黄碱	滴鼻剂		—
		乙	1254	羟甲唑啉	吸入剂 滴鼻剂		5%
		乙	1255	赛洛唑啉	滴鼻剂		5%
XR01AB	不包括皮质激素的拟交感神经药复方制剂						
		乙	1256	呋麻	滴鼻剂		5%
		乙	1257	复方羟甲唑啉	吸入剂		5%
XR01AC	不包括皮质激素的抗过敏药物						

药品分类代码	药品分类	编号	药品名称	剂型	备注	自付比例
	乙	1258	奥洛他定	口服常释剂型	限二线用药	5%
	乙	1259	氮草斯汀	吸入剂		5%
	乙	1260	色甘酸钠	滴鼻剂	△	5%
	乙	1261	左卡巴斯汀	吸入剂		5%
XR01AD	皮质激素类					
	甲	★(508)	倍氯米松	吸入剂 粉雾剂		—
	乙	1262	倍氯米松福莫特罗	气雾剂	限二线用药	5%
	乙	1263	布地奈德	吸入剂 粉雾剂	限二线用药	5%
	乙	1264	氟替卡松	吸入剂 粉雾剂		5%
	乙	★(515)	糠酸莫米松	吸入剂		5%
	乙	★(518)	曲安奈德	吸入剂		5%
XR01AX	其他鼻用制剂					
	乙	1265	复方诺氟沙星	滴鼻剂		5%
XR03	用于阻塞性气道疾病的药物					
XR03A	吸入的肾上腺素能类药					
	甲	1266	沙丁胺醇	吸入剂		—

药品分类代码	药品分类	编号	药品名称	剂型	备注	自付比例
	乙	1267	布地奈德福莫特罗	吸入剂	限二线用药	5%
	乙	1268	福莫特罗	吸入剂	限二线用药	5%
	乙	★(1266)	沙丁胺醇	粉雾剂		5%
	乙	1269	沙美特罗	吸入剂	限二线用药	5%
	乙	1270	沙美特罗替卡松	吸入剂	限二线用药	5%
	乙	1271	特布他林	吸入剂 粉雾剂		5%
XR03B	治疗阻塞性气道疾病的其他吸入药物					
	甲	1272	异丙托溴铵	吸入剂		—
	乙	1273	复方异丙托溴铵	吸入剂		5%
	乙	1274	噻托溴铵	吸入剂 粉雾剂		5%
	乙	★(1260)	色甘酸钠	吸入剂		5%
XR03C	全身用肾上腺素类药					
	甲	1275	班布特罗	口服常释剂型		—
	甲	★(1266)	沙丁胺醇、沙丁胺醇Ⅱ	口服常释剂型		—
	甲	★(1271)	特布他林	口服常释剂型		—
	乙	★(1275)	班布特罗	口服液体剂 颗粒剂		5%

药品分类代码	药品名称	药品分类	编号	药品名称	剂型	备注	自付比例
		乙	1276	丙卡特罗	口服常释剂型 口服液体剂 颗粒剂		5%
		乙	1277	复方甲氧那明	口服常释剂型		5%
		乙	1278	克仑特罗	栓剂		5%
		乙	1279	氯丙那林	口服常释剂型		5%
		乙	★(1266)	沙丁胺醇 沙丁胺醇（II）	缓释控释剂型		5%
		乙	★(1266)	沙丁胺醇	注射剂		5%
		乙	★(1271)	特布他林	口服液体剂		5%
		乙	★(1271)	特布他林	注射剂		5%
		乙	1280	茚达特罗	粉雾剂	限二线用药	5%
		乙	★(334)	麻黄碱	口服常释剂型		0
XR03D				治疗阻塞性气道疾病的其他全身用药物			
XR03DA				黄嘌呤类			
		甲	1281	氨茶碱	口服常释剂型 缓释控释剂型		—
		甲	★(1281)	氨茶碱	注射剂		—
		甲	1282	茶碱	口服释剂型 缓释控释剂型		—

药品分类代码	药品分类	编号	药品名称	剂型	备注	自付比例
	乙	1283	多索茶碱	口服常释剂型	限二线用药	5%
	乙	★（1283）	多索茶碱	注射剂	限二线用药	5%
	乙	1284	二羟丙茶碱	口服常释剂型		5%
	乙	★（1284）	二羟丙茶碱	注射剂		5%
	乙	1285	复方茶碱	口服常释剂型		5%
XR03DC	白三烯受体拮抗剂					
	乙	1286	孟鲁司特	咀嚼片 颗粒剂	限儿童	0
	乙	★（1286）	孟鲁司特	口服常释剂型		5%
	乙	1287	扎鲁司特	口服常释剂型	限二线用药	5%
XR03DX	治疗阻塞性气道疾病的其他全身用药物					
	乙	1288	细辛脑	注射剂		5%
XR05	咳嗽和感冒制剂					
XR05C	不含复方镇咳药的祛痰药					
	甲	1289	氨溴索	口服常释剂型 口服液体剂		—
	甲	1290	半胱氨酸	注射剂		—
	甲	1291	溴己新	口服常释剂型		—
	乙	1292	桉柠蒎	口服常释剂型	△	5%

药品分类代码	药品分类	编号	药品名称	剂型	备注	自付比例
	乙	★（1289）	氨溴索	颗粒剂		5%
	乙	★（1289）	氨溴索	注射剂	限无法使用氨溴索口服制剂的排痰困难患者	5%
	乙	1293	标准桃金娘油	口服常释剂型	△	5%
	乙	1294	福多司坦	口服常释剂型	限二线用药	5%
	乙	1295	羧甲司坦	口服常释剂型 口服液体剂		5%
	乙	★（1291）	溴己新	注射剂	限无法使用溴己新口服制剂的排痰困难患者	5%
	乙	1296	乙酰半胱氨酸	口服常释剂型 颗粒剂 吸入剂		5%
XR05D	不含复方祛痰药的镇咳药					
	甲	★（1057）	可待因	口服常释剂型		—
	甲	1297	喷托维林	口服常释剂型		—
	乙	1298	二氧丙嗪	口服常释剂型		5%
	乙	1299	右美沙芬	口服常释剂型 口服液体剂 颗粒剂 缓释混悬剂	△	5%

药品分类代码	药品分类	编号	药品名称	剂型	备注	自付比例
	乙	1300	苯丙哌林	口服常释剂型 口服液体剂		5%
	乙	★(1297)	喷托维林	口服液体剂		5%
	乙	★(1057)	可待因	口服液剂		0
XR05F			镇咳药与祛痰药的复方			
	甲	1301	复方甘草	口服常释剂型 口服液体剂		—
	乙	1302	复方磷酸可待因	溶液剂	△;限二线用药	5%
	乙	1303	复方樟脑	口服液体剂		5%
	乙	1304	可愈	口服液体剂	△;限二线用药	5%
	乙	1305	小儿伪麻美芬	口服液剂		0
XR05X			其他感冒制剂			
	乙	1306	缓解感冒症状的复方 OTC 制剂		◇;△	5%
	乙	1307	特洛伪麻	口服常释剂型		5%
XR06			全身用抗组胺药			
	甲	1308	苯海拉明	口服常释剂型		—
	甲	★(1308)	苯海拉明	注射剂		—
	甲	1309	氯苯那敏	口服常释剂型		—

药品分类代码	药品分类	编号	药品名称	剂型	备注	自付比例
	甲	1310	氯雷他定	口服常释剂型		—
	甲	1311	赛庚啶	口服常释剂型		—
	甲	1312	异丙嗪	注射剂		—
	甲	★(1312)	异丙嗪	口服常释剂型		—
	甲	1313	小儿异丙嗪	口服常释剂型		—
	乙	1314	阿伐斯汀	口服常释剂型		5%
	乙	1315	贝他斯汀	口服常释剂型	△；限二线用药	5%
	乙	1316	茶苯海明	口服常释剂型	△	5%
	乙	1317	地氯雷他定	口服常释剂型 口服液体剂	△；限二线用药	5%
	乙	★(1309)	氯苯那敏	注射剂		5%
	乙	★(1310)	氯雷他定	口服液体剂		0
	乙	1318	咪唑斯汀	口服常释剂型 缓释控释剂型		5%
	乙	1319	曲普利啶	口服常释剂型		5%
	乙	1320	去氯羟嗪	口服常释剂型		5%
	乙	1321	酮替芬	口服常释剂型		5%
	乙	★(1321)	酮替芬	吸入剂		5%
	乙	1322	西替利嗪	口服常释剂型	△	5%

药品分类代码	药品分类	编号	药品名称	剂型	备注	自付比例
	乙	1323	依巴斯汀	口服常释剂型		5%
	乙	1324	依美斯汀	缓释控释剂型	△；限二线用药	5%
	乙	1325	左西替利嗪	口服常释剂型	限西替利嗪治疗失败的患者	0
	乙	★（1325）	左西替利嗪	口服液体剂	限西替利嗪治疗失败的患者	5%
	乙	1326	依匹斯汀	口服常释剂型		5%
	乙	★（1322）	西替利嗪	口服液体剂		5%
	乙	★（1310）	氯雷他定	颗粒剂		0
	乙	1327	卢帕他定	口服常释剂型		5%
XR07			其他呼吸系统药物			
	甲	1328	贝美格	注射剂		—
	甲	1329	洛贝林	注射剂		—
	甲	1330	尼可刹米	注射剂		—
	乙	1331	多沙普仑	注射剂		5%
	乙	1332	二甲弗林	注射剂		5%
	乙	1333	牛肺表面活性剂	注射剂	限新生儿	0
	乙	1334	猪肺磷脂	注射剂	限新生儿	0
XS	感觉器官药物					
XS01	眼科用药					
XS01A	抗感染药					

药品分类代码	药品分类	编号	药品名称	剂型	备注	自付比例
	甲	★（492）	阿昔洛韦	滴眼剂		—
	甲	★（529）	红霉素	眼膏剂		—
	甲	★（500）	金霉素	眼膏剂		—
	甲	★（772）	利巴韦林	滴眼剂		—
	甲	★（755）	利福平	滴眼剂		—
	甲	★（637）	氯霉素	滴眼剂		—
	甲	1335	羟苄唑	滴眼剂		—
	甲	★（710）	庆大霉素	滴眼剂		—
	甲	★（718）	左氧氟沙星	滴眼剂		—
	乙	★（746）	氟康唑	滴眼剂		5%
	乙	★（775）	更昔洛韦	眼用凝胶		5%
	乙	★（464）	环丙沙星	眼膏剂滴眼剂		5%
	乙	1336	磺胺醋酰钠	滴眼剂		5%
	乙	★（533）	林可霉素	滴眼剂		5%
	乙	1337	那他霉素	滴眼剂		5%
	乙	★（524）	诺氟沙星	滴眼剂		5%
	乙	★（712）	妥布霉素	眼膏剂滴眼剂		5%

药品分类代码	药品分类	编号	药品名称	剂型	备注	自付比例
	乙	★(717)	氧氟沙星	眼膏剂 滴眼剂		5%
	乙	★(718)	左氧氟沙星	眼用凝胶		5%
	乙	★(709)	阿米卡星	滴眼剂		5%
XS01B	抗炎药					
	甲	★(511)	地塞米松	滴眼剂		—
	甲	★(619)	可的松	眼膏剂 滴眼剂		—
	乙	1338	氟甲松龙	滴眼剂		5%
	乙	1339	氟米龙	滴眼剂		5%
	乙	★(620)	泼尼松龙	滴眼剂		0
	乙	1340	普拉洛芬	滴眼剂		5%
	乙	1341	庆大霉素氟米龙	滴眼剂		5%
	乙	1342	双氯芬酸钠	滴眼剂		5%
	乙	1343	溴芬酸钠	滴眼剂	限眼部手术后炎症	5%
	乙	★(963)	吲哚美辛	滴眼剂		5%
XS01C	抗炎药与抗感染药的复方					
	乙	1344	妥布霉素地塞米松	眼膏剂 滴眼剂		5%

药品分类代码	药品分类	编号	药品名称	剂型	备注	自付比例
XS01E	抗青光眼制剂和缩瞳剂					
	甲	1345	毛果芸香碱	滴眼剂		—
	甲	★（1345）	毛果芸香碱	注射剂		—
	甲	1346	噻吗洛尔	滴眼剂		—
	甲	1347	乙酰唑胺	口服常释剂型		—
	乙	1348	贝美前列素	滴眼剂	限二线用药	5%
	乙	1349	倍他洛尔	滴眼剂		5%
	乙	1350	布林佐胺	滴眼剂		5%
	乙	1351	醋甲唑胺	口服常释剂型		5%
	乙	1352	卡替洛尔	滴眼剂		5%
	乙	1353	拉坦前列素	滴眼剂	限二线用药	5%
	乙	★（1345）	毛果芸香碱	口服常释剂型		5%
	乙	★（1345）	毛果芸香碱	眼用凝胶剂		5%
	乙	1354	曲伏前列素	滴眼剂	限二线用药	5%
	乙	1355	溴莫尼定	滴眼剂		5%
	乙	★（1347）	乙酰唑胺	注射剂		5%
	乙	1356	左布诺洛尔	滴眼剂		5%
	乙	1357	他氟前列素	滴眼剂	限二线用药	5%
	乙	1358	贝美素噻吗洛尔	滴眼剂		5%

药品分类代码	药品分类	编号	药品名称	剂型	备注	自付比例
XS01F	散瞳药及睫状肌麻痹药					
	乙	1359	布林佐胺噻吗洛尔	滴眼剂		5%
	甲	★(40)	阿托品	眼膏剂 滴眼剂		—
	甲	1360	托吡卡胺	滴眼剂		—
	乙	★(40)	阿托品	眼用凝胶剂		5%
	乙	★(44)	东莨菪碱	眼膏剂		5%
	乙	1361	复方托吡卡胺	滴眼剂		5%
	乙	1362	后马托品	眼膏剂		5%
XS01G	减充血药及抗过敏药					
	乙	★(1258)	奥洛他定	滴眼剂	△	5%
	乙	★(1259)	氮草斯汀	滴眼剂	△	5%
	乙	★(1260)	色甘酸钠	滴眼剂		5%
	乙	★(1321)	酮替芬	滴眼剂	△	5%
	乙	★(1324)	依美斯汀	滴眼剂		5%
XS01J	诊断用药					
	乙	1363	吲哚菁绿	注射剂		5%
	乙	1364	荧光素钠	注射剂		5%
XS01K	手术辅助用药					

药品分类代码	药品分类		编号	药品名称	剂型	备注	自付比例
XS01L	眼血管病用药	★(1030)		玻璃酸钠	滴眼剂	△	5%
	乙.TX28		1365	康柏西普	眼用注射液	限50岁以上湿性年龄相关性黄斑变性患者,并符合以下条件:1. 需三级综合医院眼科医师或二级及以上眼科专科医院专科医师处方;2. 病眼基线矫正视力0.05－0.5;3. 事前审查后方可用,初次申请需有血管造影及OCT(全身情况不允许的患者可以提供OCT血管成像)证据;4. 每眼累计最多支付9支,每个年度最多支付4支	20%医保支付标准:不高于5550元(10mg/mL 0.2mL/支)
	乙.TX29		1366	雷珠单抗	注射剂	限50岁以上湿性年龄相关性黄斑变性患者,并符合以下条件:1. 需三级综合医院眼科医师及二级及以上眼科专科医院医师处方;2. 病眼基线矫正视力0.05－0.5;3. 事前审查后方可用,初次申请需有血管造影及OCT(全身情况不允许的患者可以提供OCT血管成像)证据;4. 每眼累计最多支付9支,每个年度最多支付4支	20%医保支付标准:不高于5700元(10mg/ml 0.2mL/支、10mg/mL 0.165mL/支＜预充式＞)

药品分类代码	药品分类		编号	药品名称	剂型	备注	自付比例
XS01X	其他眼科用药						
		甲	1367	普罗碘铵	注射剂		一
		乙	★(956)	环孢素	滴眼剂		5%
		乙	1368	羟苯磺酸	口服常释剂型	△	5%
		乙	★(543)	他克莫司	滴眼剂	限有眼睑结膜巨大乳头增殖的患者	5%
		乙	1369	维生素A棕榈酸酯	眼用凝胶剂	限有 Sjogren's 综合征、神经麻痹性角膜炎、暴露性角膜炎的患者	5%
		乙	★(1223)	小牛血清去蛋白	眼用凝胶		5%
		乙	1370	小牛血去蛋白提取物	眼用凝胶		5%
		乙	★(484)	重组牛碱性成纤维细胞生长因子	滴眼剂		5%
		乙	★(484)	重组牛碱性成纤维细胞生长因子	眼用凝胶		5%
		乙	★(485)	重组人表皮生长因子 重组人表皮生长因子（酵母）	滴眼剂	限有明确角膜溃疡或角膜损伤的患者	5%
		乙	★(486)	重组人碱性成纤维细胞生长因子	滴眼剂		5%

药品分类代码	药品分类	编号	药品名称	剂型	备注	自付比例
XS02		乙	1371	聚乙烯醇	滴眼剂		5%
	耳科用药						
		甲	★（533）	林可霉素	滴耳剂		—
		甲	★（717）	氧氟沙星	滴耳剂		—
		乙	★（3）	克霉唑	滴耳剂		5%
		乙	★（721）	洛美沙星	滴耳剂		5%
		乙	1372	氯霉素甘油	滴耳剂		5%
		乙	1373	氯霉素氢化可的松	滴耳剂		5%
		乙	★（718）	左氧氟沙星	滴耳剂		5%
XS03	眼科和耳科制剂						
		乙	1374	复方醋酸曲安奈德	滴耳剂	△	5%
		乙	★（464）	环丙沙星	滴耳剂		5%
XV	杂类						
XV01	变应原						
		乙	1375	粉尘螨	口服液体剂		5%
XV03	其他治疗药物						
XV03A	其他治疗药物						
XV03AB	解毒药						
		甲	1376	碘解磷定	注射剂		—

药品分类代码	药品分类	编号	药品名称	剂型	备注	自付比例
	甲	1377	二巯丙醇	注射剂		—
	甲	1378	二巯丙磺钠	注射剂		—
	甲	1379	二巯丁二钠	注射剂		—
	甲	1380	二巯丁二酸	口服常释剂型		—
	甲	1381	二乙基二硫代氨基甲酸钠	注射剂		—
	甲	1382	氟马西尼	注射剂		—
	甲	1383	硫代硫酸钠	注射剂		—
	甲	1384	氯解磷定	注射剂		—
	甲	1385	纳洛酮	注射剂		—
	甲	1386	喷替酸钙钠	注射剂		—
	甲	1387	巯乙胺	注射剂		—
	甲	1388	双复磷	注射剂		—
	甲	1389	烯丙吗啡	注射剂		—
	甲	1390	亚甲蓝	注射剂		—
	甲	1391	亚硝酸钠	注射剂		—
	甲	1392	亚硝酸异戊酯	吸入剂		—
	甲	1393	依地酸钙钠	注射剂		—
	甲	1394	乙酰胺	注射剂		—
	甲	1395	鱼精蛋白	注射剂		—

药品分类代码	药品分类		编号	药品名称	剂型	备注	自付比例
	乙		1396	复方氯解磷定	注射剂		5%
	乙		1397	戊乙奎醚	注射剂		5%
	乙		★（1393）	依地酸钙钠	口服常释剂型		5%
XV03AC	铁螯合剂						
	甲		1398	去铁胺	注射剂		—
XV03AE	高血钾和高磷血症治疗药						
	乙 TX30		1399	司维拉姆	口服常释剂型	限透析患者高磷血症	20% 医保支付标准:不高于8.1元（800mg/片）
	乙 TX31		1400	碳酸镧	咀嚼片	限透析患者高磷血症	20% 医保支付标准:不高于14.65元（500mg/片）、19.98元（750mg/片）、24.91元（1000mg/片）
XV03AM	栓塞药						
	甲		1401	鱼肝油酸钠	注射剂		—

药品分类代码	药品分类	编号	药品名称	剂型	备注	自付比例
XV03AF	抗肿瘤治疗用解毒药					
	甲	1402	亚叶酸钙	口服常释剂型		—
	甲	★（1402）	亚叶酸钙 亚叶酸钙氯化钠	注射剂		—
	乙	1403	美司钠（美司那）	注射剂		0
	乙	1404	右丙亚胺（右雷佐生）	注射剂	限在使用阿霉素后并有心脏损害临床证据	5%
	乙	1405	氨磷汀	注射剂	限心、肝、肾等重要器官功能异常的放、化疗患者使用	5%
XV03AX	其他治疗用药					
	乙	1406	人胎盘脂多糖	注射剂	限有免疫功能低下证据或3、4期恶性肿瘤患者的使用	20%
XV04	诊断用药					
XV04C	其他诊断试剂					
	甲	1407	布氏菌素	注射剂		—
	甲	1408	结核菌素纯蛋白衍生物	注射剂		—
	甲	1409	旧结核菌素	注射剂		—
XV06	一般营养品					
	乙	1410	肠内营养剂		◇；△；限有营养风险和不能进食的重症患者	20%

药品分类代码	药品分类	编号	药品名称	剂型	备注	自付比例
	乙	1411	多种微量元素（Ⅰ，Ⅱ）	注射剂	限配合肠外营养用	20%
	乙	1412	辅酶 A	注射剂	限急救，抢救	0
	乙	1413	辅酶 Q₁₀	注射剂	限急救，抢救	5%
	乙	1414	复方 α－酮酸	口服常释剂型		20%
	乙	1415	环磷腺苷	注射剂	△	20%
	乙	★（292）	葡萄糖	口服散剂		20%
	乙	1416	三磷酸腺苷	注射剂	限急救，抢救	0
	乙	1417	肝水解肽	注射剂	限胆红素升高正常高值 2 倍或转氨酶升高正常高值 3 倍以上患者	20%
	乙	1418	木糖醇	注射剂	限糖耐量异常或糖尿病患者使用	20%
	乙	1419	转化糖电解质	注射剂		20%
	乙	1420	三磷酸胞苷	注射剂	限急救，抢救	20%
	乙	1421	细胞色素 C	注射剂	限急救，抢救	5%
XV08	造影剂					
XV08A	碘化 X 射线造影剂					
	甲	1422	胆影葡胺	注射剂		—
	甲	1423	碘苯酯	注射剂		—

药品分类代码	药品分类	编号	药品名称	剂型	备注	自付比例
	甲	1424	碘比醇	注射剂		—
	甲	1425	碘番酸	口服常释剂型		—
	甲	1426	碘佛醇	注射剂		—
	甲	1427	碘海醇	注射剂		—
	甲	1428	碘化油	注射剂		—
	甲	1429	碘帕醇	注射剂		—
	甲	1430	碘普罗胺	注射剂		—
	甲	1431	泛影葡胺	注射剂		—
	乙	1432	碘克沙醇	注射剂		20%
	乙	1433	碘美普尔	注射剂		20%
	乙	1434	碘曲仑	注射剂		20%
	乙	1435	碘他拉葡甲胺	注射剂		20%
	乙	1436	泛影酸钠	注射剂		20%
	乙	1437	复方泛影葡胺	注射剂		5%
	乙	1438	铁羧葡胺	注射剂		20%
XV08B	非碘化 X 射线造影剂					
	甲	1439	硫酸钡 I 型 硫酸钡 II 型	干混悬剂		—
	乙	★（1439）	硫酸钡 I 型	灌肠剂		5%

药品分类代码	药品分类	编号	药品名称	剂型	备注	自付比例
XV08C	磁共振成像造影剂					
	甲	1440	钆双胺	注射剂		一
	乙	1441	钆贝葡胺	注射剂		20%
	乙	1442	钆喷酸葡胺	注射剂		20%
	乙	1443	钆特酸葡胺	注射剂		20%
XV08D	超声造影剂					
	乙	1444	六氟化硫微泡	注射剂		20%
	乙	1445	双重造影产气	颗粒剂		20%
XV09	诊断用放射性药物					
	乙	1446	锝[99mTc]二巯丁二酸盐	注射剂		5%
	乙	1447	锝[99mTc]聚合白蛋白	注射剂		5%
	乙	1448	锝[99mTc]喷替酸盐	注射剂		5%
	乙	1449	锝[99mTc]双半胱氨酸	注射剂		5%
	乙	1450	锝[99mTc]亚甲基二膦酸盐	注射剂		5%
	乙	1451	锝[99mTc]依替菲宁	注射剂		5%
	乙	1452	碘[125I]密封籽源	放射源密封籽源		20%
	乙	1453	碘[131I]化钠	口服溶液剂		20%
	乙	1454	胶体磷[32P]酸铬	注射剂		5%
	乙	1455	氯化锶[89Sr]	注射剂		5%

二、中成药部分

药品分类代码	药品分类	编号	药品名称	备注	自付比例
ZA	内科用药				
ZA01	解表剂				
ZA01A	辛温解表剂				
		甲 1	九味羌活丸（颗粒）		—
		甲 2	正柴胡饮颗粒		—
		乙 3	感冒疏风丸（片、胶囊、颗粒）		5%
		乙 4	葛根汤片（颗粒、合剂）		5%
		乙 5	桂枝颗粒	△	5%
		乙 6	荆防颗粒（合剂）	△	5%
		乙 ★(1)	九味羌活片（口服液）		5%
		乙 7	麻黄止嗽丸（胶囊）		5%
		乙 8	小儿清热感冒片		0
		乙 9	小儿至宝丸		0
		乙 ★(2)	正柴胡饮胶囊（合剂）		5%
		乙 10	风寒感冒颗粒		0
ZA01B	辛凉解表剂				
		甲 11	柴胡注射液		—
		甲 12	感冒清片（胶囊）		—

·157·

药品分类代码	药品分类	编号	药品名称	备注	自付比例
	甲	13	感冒清热颗粒		—
	甲	14	疏风解毒胶囊		—
	甲	15	双黄连片（胶囊、颗粒、合剂）		—
	甲	16	银翘解毒丸（片、胶囊、颗粒）		—
	乙	★（11）	柴胡口服液（滴丸）		5%
	乙	17	柴黄片（胶囊、颗粒）	△	5%
	乙	18	柴银颗粒（口服液）		5%
	乙	19	儿感退热宁颗粒（口服液）		0
	乙	20	复方感冒灵片（胶囊、颗粒）	△	5%
	乙	21	复方芩兰口服液		5%
	乙	22	感咳双清胶囊		5%
	乙	★（13）	感冒清热片（胶囊）	△	0
	乙	23	牛黄清感胶囊		0
	乙	24	芩香清解口服液	△	5%
	乙	25	桑菊感冒丸（片、颗粒）	△	5%
	乙	★（15）	双黄连口服液	△	0
	乙	★（15）	双黄连注射液 注射用双黄连（冻干）	限二级及以上医疗机构重症患者	20%
	乙	26	维C银翘片（胶囊、颗粒）	△	0

药品分类代码	药品分类	编号	药品名称	备注	自付比例
	乙	27	五粒回春丸		5%
	乙	28	小儿百寿丸		0
	乙	29	小儿宝泰康颗粒		0
	乙	30	小儿感冒舒颗粒		0
	乙	31	小儿感冒颗粒（口服液、糖浆）		0
	乙	32	芎菊上清丸（片、颗粒）	△	0
	乙	★(16)	银翘解毒软胶囊	△	0
	乙	★(16)	银翘解毒液（合剂）	△	0
	乙	33	重感灵片（胶囊）		5%
	乙	34	小儿感冒颗粒		0
	乙	35	感冒止咳颗粒		5%
	乙	★(15)	双黄连滴丸		5%
	乙	★(25)	桑菊感冒合剂		5%
ZA01C	表里双解剂				
	甲	36	防风通圣丸（颗粒）		—
	甲	37	小柴胡丸（片、胶囊、颗粒）	△	—
	乙	38	柴石退热颗粒		5%
	乙	39	九味双解口服液	△	5%
	乙	40	小柴胡汤丸		5%

药品分类代码	药品分类	编号	药品名称	备注	自付比例
	乙	41	小儿柴桂退热颗粒（口服液）		0
	乙	42	小儿豉翘清热颗粒		0
	乙	43	小儿双清颗粒		0
	乙	44	玉枢散		5%
	乙	45	五积丸		5%
ZA01D	扶正解表剂				
	甲	46	玉屏风颗粒		—
	乙	47	表虚感冒颗粒		5%
	乙	48	参苏丸	△	0
	乙	★(48)	参苏片（胶囊）	△	5%
	乙	★(46)	玉屏风胶囊	△	5%
	乙	★(48)	参苏口服液	△	0
	乙	★(46)	玉屏风口服液		5%
ZA02	祛暑剂				
ZA02A	解表祛暑剂				
	甲	49	保济丸		—
	甲	50	藿香正气水（丸）		—
	乙	★(49)	保济口服液		0
	乙	51	复方香薷水	△	5%

药品分类代码	药品分类	编号	药品名称	备注	自付比例
	乙	★(50)	藿香正气口服液(软胶囊)	△	0
	乙	★(50)	藿香正气片(胶囊、颗粒)	△	5%
	乙	★(50)	藿香正气滴丸		5%
ZA02B	清热祛暑剂				
	甲	52	十滴水		—
	乙	53	甘露消毒丸		5%
	乙	54	六一散		0
ZA02C	健胃祛暑剂				
	乙	55	避瘟散		5%
	乙	56	六合定中丸	△	5%
	乙	57	紫金锭(散)		5%
ZA03	泻下剂				
ZA03A	泻火通便剂				
	甲	58	三黄片(胶囊)		—
	乙	59	大黄通便片(胶囊、颗粒)		5%
	乙	60	降脂通便胶囊	△	5%
	乙	★(58)	三黄膏(丸)	△	5%
	乙	61	通便灵胶囊	△	5%
	乙	62	通便宁片		5%

药品分类代码	药品分类	编号	药品名称	备注	自付比例
ZA03B	润肠通便剂				
	乙	63	新复方芦荟胶囊	△	5%
	甲	64	麻仁润肠丸（软胶囊）		—
	乙	65	蓖麻油		5%
	乙	66	便通片（胶囊）		5%
	乙	67	肠舒通栓		5%
	乙	68	苁蓉通便口服液	△	5%
	乙	69	麻仁丸（胶囊、软胶囊）	△	5%
	乙	70	麻仁滋脾丸	△	5%
	乙	71	芪蓉润肠口服液	△	5%
ZA03C	除满通便剂				
	乙	72	厚朴排气合剂		5%
ZA04	清热剂				
ZA04A	清热泻火剂				
	甲	73	黄连上清丸（片、胶囊、颗粒）		—
	甲	74	牛黄解毒丸（片、胶囊、软胶囊）		—
	甲	75	牛黄上清丸（片、胶囊）		—
	乙	76	当归龙荟丸（片、胶囊）	△	5%
	乙	77	牛黄清火丸		5%

药品分类代码	药品分类		编号	药品名称	备注	自付比例
		乙	78	牛黄清胃丸		5%
		乙	79	牛黄至宝丸		5%
		乙	80	清宁丸	△	5%
		乙	81	上清丸（片，胶囊）	△	5%
		乙	82	小儿导赤片		0
		乙	83	一清胶囊（颗粒）	△	0
		乙	★（83）	一清片	△	5%
		乙	84	清火胶囊	△	5%
ZA04B	清热解毒剂					
		甲	85	板蓝根颗粒		—
		甲	86	穿心莲片（胶囊）	△	—
		甲	87	清开灵片（胶囊，颗粒）		—
		甲	★（87）	清开灵注射液	限二级及以上医疗机构并有急性中风偏瘫，神志不清的患者	—
		甲	88	清热解毒片（胶囊，颗粒）		—
		甲	89	小儿化毒散（胶囊）		—
		乙	★（85）	板蓝根片（口服液）	△	5%
		乙	90	穿心莲内酯胶囊（滴丸）	△	5%
		乙	★（86）	穿心莲丸	△	5%

药品分类代码	药品分类	编号	药品名称	备注	自付比例
	乙	91	胆木浸膏片（胶囊）	△	5%
	乙	92	冬凌草片（胶囊）	△	5%
	乙	93	复方板蓝根颗粒	△	5%
	乙	94	复方双花片（颗粒、口服液）	△	5%
	乙	95	复方银花解毒颗粒	△	5%
	乙	96	桂黄清热颗粒	△	5%
	乙	97	桂林西瓜霜	△	5%
	乙	98	活血解毒丸		5%
	乙	99	健儿清解液		0
	乙	100	解毒活血栓		5%
	乙	101	金莲花片（胶囊、颗粒、口服液、软胶囊）	△	5%
	乙	102	金莲清热胶囊（颗粒）	△	5%
	乙	103	金叶败毒颗粒		5%
	乙	104	抗病毒片（颗粒、口服液）	△	0
	乙	★（104）	抗病毒丸（胶囊）	△	5%
	乙	105	抗骨髓炎片		5%
	乙	106	蓝芩颗粒（口服液）	△	5%
	乙	107	莲必治注射液	限二级及以上医疗机构	20%
	乙	108	六味丁香片		5%

药品分类代码	药品分类	编号	药品名称	备注	自付比例
	乙	109	千喜胶囊		5%
	乙	★(87)	清开灵软胶囊	△	5%
	乙	★(88)	清热解毒口服液	△	5%
	乙	★(88)	清热解毒注射液		20%
	乙	110	清热散结片(胶囊)	△	5%
	乙	111	清瘟解毒丸(片)		5%
	乙	112	热毒宁注射液	限二级及以上医疗机构重症患者	20%
	乙	113	万应胶囊		5%
	乙	114	喜炎平注射液	限二级及以上医疗机构重症患者	20%
	乙	115	夏枯草膏(片、胶囊、颗粒、口服液)	△	5%
	乙	116	新癀片		5%
	乙	117	新清宁片(胶囊)	△	5%
	乙	118	雪胆素片		5%
	乙	119	炎宁糖浆	限儿童	0
	乙	120	银蒲解毒片	△	5%
	乙	121	玉叶解毒颗粒	△	5%
	乙	122	肿节风片(胶囊、颗粒)		5%

药品分类代码	药品分类	编号	药品名称	备注	自付比例
	乙	★（122）	肿节风注射液		20%
	乙	123	重楼解毒酊		5%
	乙	124	清热消炎宁片		5%
	乙	125	炎可宁丸		5%
	乙	126	蒲地蓝消炎口服液		5%
	乙	127	四季抗病毒合剂		5%
ZA04C	清脏腑热剂				
ZA04CA	清热理肺剂				
	甲	128	连花清瘟片（胶囊、颗粒）		—
	甲	129	银黄片（胶囊、颗粒）		—
	乙	130	黛蛤散		5%
	乙	131	清肺抑火丸（片、胶囊）	△	5%
	乙	132	痰热清注射液	限二级及以上医疗机构重症患者	20%
	乙	133	小儿清热利肺口服液		0
	乙	★（129）	银黄口服液		0
	乙	★（129）	银黄丸	△	5%
	乙	★（129）	银黄注射液	△	20%
	乙	134	鱼腥草注射液	限二级及以上医疗机构	20%

药品分类代码	药品分类	编号	药品名称	备注	自付比例
		135	连知解毒胶囊		5%
ZA04CB	清肝解毒剂				
		136	护肝片（片、胶囊、颗粒）		—
		137	益肝灵片（胶囊）		—
	乙	138	安络化纤丸	限有乙肝导致肝硬化的明确诊断证据	5%
	乙	139	澳泰乐片（胶囊、颗粒）	△	5%
	乙	140	复方益肝灵片（胶囊）		5%
	乙	141	肝爽颗粒		5%
	乙	142	肝苏丸（片、胶囊、颗粒）		5%
	乙	143	护肝宁丸（片、胶囊）		5%
	乙	★（136）	护肝丸		5%
	乙	144	利肝隆片（胶囊、颗粒）		5%
	乙	145	双虎清肝颗粒		5%
	乙	146	五灵胶囊		5%
	乙	147	五酯丸（片、胶囊、颗粒）		5%
	乙	148	乙肝健片（胶囊）		5%
	乙	149	乙肝清热解毒片（胶囊、颗粒）		5%
	乙	150	茵莲清肝颗粒（合剂）		5%

药品分类代码	药品分类	编号	药品名称	备注	自付比例
	乙	151	参灵肝康胶囊		5%
	乙	152	降酶灵胶囊		5%
	乙	★(137)	益肝灵软胶囊		5%
	乙	153	甲芪肝纤颗粒		5%
ZA04CC	清肝胆湿热剂				
	甲	154	龙胆泻肝丸(片、胶囊、颗粒)	△	—
	甲	155	茵栀黄颗粒(口服液)		—
	甲	★(155)	茵栀黄注射液		—
	乙	156	八宝丹、八宝丹胶囊		5%
	乙	157	参芪肝康片(胶囊)		5%
	乙	158	垂盆草片(颗粒)		5%
	乙	159	大黄利胆片(胶囊)		5%
	乙	160	胆胃康胶囊		5%
	乙	161	当飞利肝宁片(胶囊)		5%
	乙	162	肝泰舒胶囊		5%
	乙	163	金黄利胆胶囊		5%
	乙	164	苦黄颗粒		5%
	乙	★(164)	苦黄注射液	限二级及以上医疗机构	20%
	乙	165	利胆片		5%

续表

药品分类代码	药品分类	编号	药品名称	备注	自付比例
	乙	166	舒胆片（胶囊）		5%
	乙	167	舒肝宁注射液	限急性肝炎、慢性肝炎活动期的患者	20%
	乙	168	胰胆舒胶囊（颗粒）		5%
	乙	169	乙肝宁颗粒		0
	乙	★(169)	乙肝宁片		5%
	乙	170	茵陈五苓丸		5%
	乙	171	茵氏肝复颗粒		5%
	乙	★(155)	茵栀黄片（胶囊）		5%
	乙	172	清胰利胆丸		5%
	乙	173	熊胆舒肝利胆胶囊		5%
ZA04CD	清利肠胃湿热剂				
	甲	174	小儿泻速停颗粒		—
	甲	175	复方黄连素片		—
	甲	176	香连丸（片、胶囊）		—
	乙	177	苍苓止泻口服液		5%
	乙	178	肠胃舒胶囊		5%
	乙	179	肠炎宁颗粒		5%
	乙	180	达立通颗粒	△	5%

药品分类代码	药品分类	编号	药品名称	备注	自付比例
	乙	181	儿泻停颗粒		0
	乙	182	枫蓼肠胃康片（胶囊、颗粒、合剂）		5%
	乙	183	葛根芩连丸（片、胶囊、颗粒、口服液）		5%
	乙	184	黄厚止泻滴丸		5%
	乙	185	克痢痧胶囊		5%
	乙	186	六味香连胶囊		5%
	乙	187	双苓止泻口服液		5%
	乙	188	香连化滞丸（片）		5%
	乙	189	小儿肠胃康颗粒		0
	乙	190	泻停胶囊	△	5%
	乙	191	肠康片（胶囊）		5%
	乙	★（179）	肠炎宁胶囊		5%
	乙	★（182）	枫蓼肠胃康分散片（口服液）	限二级及以上医疗机构	5%
	乙	192	结肠宁		5%
ZA04D	清热镇惊剂				
	乙	193	桂芍镇痫片		5%
	乙	194	新雪丸（片、胶囊、颗粒）		5%
	乙	195	珠珀猴枣散（小儿珠珀散）	限小儿发热痰鸣	0
ZA05	温里剂				

药品分类代码	药品分类	编号	药品名称	备注	自付比例
ZA05 A	温中散寒剂				
	甲	196	附子理中丸（片）		—
	甲	197	理中丸		—
	乙	198	儿泻康贴膜		0
	乙	199	复方胃痛胶囊		5%
	乙	200	桂附理中丸	△	0
	乙	201	海桂胶囊		5%
	乙	202	黄芪建中丸	△	5%
	乙	★（197）	理中片	△	5%
	乙	203	良附丸（滴丸）		5%
	乙	204	温胃舒片（胶囊、颗粒）	△	5%
	乙	205	乌梅丸		5%
	乙	206	小儿腹泻贴	△	0
	乙	207	小建中颗粒		0
	乙	★（207）	小建中片（胶囊）		5%
	乙	208	虚寒胃痛胶囊（颗粒）	△	5%
ZA05 B	温中除湿剂				
	甲	209	香砂养胃丸（片、胶囊、颗粒）		—
	乙	210	香砂理中丸	△	5%

药品分类代码	药品分类	编号	药品名称	备注	自付比例
		211	香砂平胃丸（颗粒）	△	0
	乙	★(211)	香砂平胃散	△	5%
	乙	★(209)	香砂养胃软胶囊	△	5%
ZA05C	回阳救逆剂				
	甲	212	参附注射液	限二级及以上医疗机构有阳气虚脱的急危重患者	—
	甲	213	四逆汤		—
	乙	214	四逆散（颗粒）		5%
ZA06	化痰、止咳、平喘剂				
ZA06A	温化寒痰剂				
	甲	215	通宣理肺丸（片、胶囊、颗粒）		—
	甲	216	小青龙胶囊（颗粒）		—
	乙	217	保宁半夏颗粒		5%
	乙	218	二陈丸		5%
	乙	219	橘红痰咳颗粒（煎膏、液）	△	5%
	乙	★(215)	通宣理肺口服液	△	5%
	乙	220	杏苏止咳颗粒（口服液、糖浆）	△	5%
	乙	221	镇咳宁胶囊（颗粒、口服液、糖浆）		5%
ZA06B	理肺止咳剂				

药品分类代码	药品分类	编号	药品名称	备注	自付比例
ZA06BA	补肺止咳剂				
	乙	222	白百抗痨颗粒		5%
	乙	223	利肺片		5%
	乙	224	杏贝止咳颗粒		5%
	乙	225	健脾润肺丸		5%
ZA06BB	祛痰止咳剂				
	甲	226	祛痰止咳颗粒		—
	甲	227	蛇胆陈皮散（片、胶囊）		—
	甲	228	消咳喘片（胶囊、颗粒）		—
	乙	229	金荞麦片（胶囊）	△	5%
	乙	230	克咳片（胶囊）	△	5%
	乙	231	强力枇杷膏（蜜炼）		0
	乙	232	强力枇杷露	△	0
	乙	★(232)	强力枇杷胶囊（颗粒）	△	5%
	乙	233	祛痰灵口服液	△	5%
	乙	★(226)	祛痰止咳胶囊		5%
	乙	★(227)	蛇胆陈皮液（口服液）	△	5%
	乙	★(228)	消咳喘糖浆		5%
	乙	234	宣肺止嗽合剂		5%

药品分类代码	药品分类	编号	药品名称	备注	自付比例
	乙	235	止咳丸(片、胶囊)	△	5%
	乙	236	治咳川贝枇杷露(滴丸)		5%
	乙	237	小儿止咳糖浆		0
	乙	238	咳特灵胶囊		0
	乙	239	麻杏止咳糖浆		0
ZA06BC	宣肺止咳剂				
	甲	240	清宣止咳颗粒		—
	甲	241	急支颗粒		—
	乙	★(241)	急支糖浆	△	0
	乙	242	苏黄止咳胶囊	△	5%
	乙	243	止咳宝片		5%
ZA06C	清热化痰剂				
ZA06CA	清热化痰止咳				
	甲	244	肺力咳胶囊(合剂)		—
	甲	245	橘红丸(片、胶囊、颗粒)		—
	甲	246	蛇胆川贝液		—
	乙	247	百蕊颗粒		5%
	乙	248	川贝枇杷膏(片、胶囊、颗粒、糖浆)	△	5%
	乙	249	复方鲜竹沥液	△	5%

药品分类代码	药品分类	编号	药品名称	备注	自付比例
	乙	250	金振口服液	△	5%
	乙	251	牛黄蛇胆川贝液（片、胶囊、散、滴丸）	△	5%
	乙	252	枇杷止咳胶囊（颗粒、软胶囊）	△	5%
	乙	253	岑暴红止咳颗粒（口服液）	△	5%
	乙	254	清肺消炎丸	△	5%
	乙	255	清气化痰丸	△	5%
	乙	256	蛇胆川贝枇杷膏	△	0
	乙	★(246)	蛇胆川贝胶囊		0
	乙	★(246)	蛇胆川贝散（软胶囊）	△	5%
	乙	257	石椒草咳喘颗粒	△	5%
	乙	258	矽肺宁片		5%
	乙	259	小儿肺热清颗粒		0
	乙	260	小儿咳喘灵颗粒（口服液、合剂）		0
	乙	261	正咳橘红丸（胶囊、颗粒）	△	5%
	乙	262	银黄清肺胶囊		0
	乙	263	止咳枇杷糖浆		5%
	乙	264	竹沥胶囊		5%
	乙	265	三蛇胆川贝糖浆		5%
ZA06CB	清热化痰平喘				

药品分类代码	药品分类	编号	药品名称	备注	自付比例
	乙	266	清咳平喘颗粒		5%
	乙	267	小儿肺热咳喘颗粒（口服液）		0
	乙	268	小儿热咳口服液		0
	乙	269	止嗽化痰丸（胶囊、颗粒）		5%
	乙	270	麻杏宣肺颗粒		5%
ZA06CC	清热化痰止惊				
	乙	271	小儿金丹（小儿金丹片）		0
ZA06D	润肺化痰剂				
	甲	272	二母宁嗽丸（片、颗粒）		—
	甲	273	养阴清肺丸		—
	乙	274	蜜炼川贝枇杷膏	△	0
	乙	275	枇杷叶膏	△	5%
	乙	276	润肺膏	△	0
	乙	277	小儿清热止咳口服液（合剂、糖浆）		0
	乙	★(273)	养阴清肺膏（颗粒）		0
	乙	★(273)	养阴清肺口服液（糖浆）	△	5%
	乙	278	润肺止咳胶囊	△	5%
ZA06E	平喘剂				
	甲	279	桂龙咳喘宁片（胶囊）		—

· 176 ·

药品分类代码	药品分类	编号	药品名称	备注	自付比例
	甲	280	蛤蚧定喘丸		—
	甲	281	海珠喘息定片		—
	乙	282	喘可治注射液		20%
	乙	283	丹葶肺心颗粒		5%
	乙	284	定喘膏		5%
	乙	285	复方川贝精片（胶囊）	△	5%
	乙	286	固本咳喘片（胶囊、颗粒）	△	5%
	乙	287	固肾定喘丸		5%
	乙	★（279）	桂龙咳喘宁颗粒		5%
	乙	★（280）	蛤蚧定喘胶囊		0
	乙	288	黑锡丹		5%
	乙	289	咳喘宁、咳喘宁片（胶囊、颗粒、合剂、口服液）		5%
	乙	290	咳喘顺丸		5%
	乙	291	苓桂咳喘宁胶囊	△	5%
	乙	292	三拗片		5%
	乙	293	苏子降气丸	△	5%
	乙	294	小儿定喘口服液		0
	乙	295	小儿肺咳颗粒		0
	乙	296	哮喘丸		5%

药品分类代码	药品分类	编号	药品名称	备注	自付比例
	乙	297	止喘灵口服液		5%
	乙	★(297)	止喘灵注射液		20%
	乙	298	固本止咳膏		5%
ZA06F	消积化痰				
	甲	299	小儿消积止咳口服液		—
	乙	★(299)	小儿消积止咳颗粒		0
ZA07	开窍剂				
ZA07A	清热开窍剂				
	甲	300	安宫牛黄丸	限高热、出血性脑中风引起的神昏抢救时使用	—
	甲	301	紫雪、紫雪胶囊(颗粒)	限高热、出血性脑中风引起的神昏抢救时使用	—
	乙	302	安脑丸(片)	限高热、出血性脑中风引起的神昏抢救时使用	0
	乙	303	瓜霜退热灵胶囊		5%
	乙	304	局方至宝丸	限高热惊厥	5%
	乙	305	速效牛黄丸		5%
	乙	306	万氏牛黄清心丸(片)		5%
	乙	307	醒脑静注射液	限二级及以上医疗机构并有中风昏迷、脑外伤昏迷或酒精中毒昏迷抢救的患者	20%

药品分类代码	药品分类	编号	药品名称	备注	自付比例
ZA07B	乙	308	珍黄安宫片		5%
	芳香、化痰开窍剂				
	甲	309	礞石滚痰丸		—
	甲	310	苏合香丸		—
	乙	★（309）	礞石滚痰片		5%
	乙	311	十香返生丸		5%
	乙	312	痫愈胶囊		5%
	乙	313	复方麝香注射液	限二级及以上医疗机构急性中风昏迷、颅脑外伤性昏迷患者	20%
ZA08	固涩剂				
ZA08A	固精止遗剂				
	乙	314	金锁固精丸		5%
ZA08B	固肠止泻剂				
	乙	315	参倍固肠胶囊		5%
	乙	316	固本益肠片（胶囊）	△	5%
	乙	317	固肠止泻丸（胶囊）		5%
	乙	318	秋泻灵颗粒		5%
	乙	319	涩肠止泻散	△	5%
	乙	320	痛泻宁颗粒		5%

药品分类代码	药品分类	编号	药品名称		备注	自付比例
ZA08C	乙	321	小儿腹泻散			0
	补肾缩尿剂					
ZA09	甲	322	缩泉丸(胶囊)			—
	扶正剂					
ZA09A	补气剂					
ZA09AA	健脾益气剂					
	甲	323	补中益气丸(颗粒)			—
	甲	324	参苓白术丸(散、颗粒)			—
	乙	★(323)	补中益气片(合剂、口服液)	△		5%
	乙	★(324)	参苓白术片(胶囊)	△		5%
	乙	325	参芪十一味片(胶囊、颗粒)	△		5%
	乙	326	刺五加片(胶囊、颗粒)	△		5%
	乙	★(326)	刺五加注射液			20%
	乙	327	黄芪片(颗粒)	△		5%
	乙	328	十一味参芪片(胶囊)	△		5%
	乙	329	四君子丸(颗粒)	△		5%
	乙	330	肠泰合剂			5%
ZA09AB	健脾和胃剂					
	甲	331	香砂六君丸			—

药品分类代码	药品分类	编号	药品名称	备注	自付比例
	乙	332	安胃扬胶囊		0
	乙	333	宝儿康散		0
	乙	334	朴脾益肠丸		5%
	乙	335	儿脾醒颗粒		0
	乙	336	健儿消食合剂（口服液）		0
	乙	337	健脾生血片（颗粒）		0
	乙	338	健脾丸	△	5%
	乙	339	健脾止泻宁颗粒		5%
	乙	340	六君子丸	△	5%
	乙	341	启脾丸（口服液）	△	5%
	乙	342	人参健脾丸（片）	△	5%
	乙	343	胃复春片（胶囊）	限胃癌手术的患者	5%
	乙	★(331)	香砂六君片	△	5%
	乙	344	醒脾养儿颗粒		0
	乙	345	延参健胃胶囊	△	5%
	乙	346	养胃片（颗粒）	△	5%
	乙	347	养胃舒胶囊（颗粒、软胶囊）	△	5%
	乙	348	益气和胃胶囊	△	5%
	乙	349	小儿扶脾颗粒		0

药品分类代码	药品分类	编号	药品名称	备注	自付比例
		乙	350	婴儿健脾口服液		0
ZA09B	养血剂					
		甲	351	八珍丸(片、胶囊、颗粒)		—
		甲	352	归脾丸(合剂)		—
		乙	353	养阴生血合剂	限肿瘤放化疗患者且有白细胞减少的检验证据	5%
		乙	354	益血生片(胶囊)	△	5%
		乙	355	当归补血丸(胶囊、颗粒、口服液)		5%
		乙	356	地榆升白片(胶囊)		5%
		乙	357	复方阿胶浆	△;限有重度贫血检验证据	20%
		乙	★(352)	归脾片(胶囊、颗粒)		5%
		乙	358	升血小板胶囊		5%
		乙	359	生血宁片		5%
		乙	360	四物膏(片、胶囊、颗粒)	△	5%
		乙	361	通脉养心丸		5%
		乙	362	维血宁(颗粒、合剂)	△	5%
		乙	363	小儿生血糖浆		0
		乙	364	益气维血片(胶囊、颗粒)	△	5%
		乙	365	再造生血片(胶囊)		5%

药品分类代码	药品分类	编号	药品名称	备注	自付比例
	乙	366	阿胶补血颗粒	限中度及以上贫血患者	20%
ZA09C	滋阴剂				
ZA09CA	滋补肾阴剂				
	甲	367	六味地黄丸		—
	甲	368	知柏地黄丸		—
	乙	369	补肾固齿丸	△	5%
	乙	370	苁蓉益肾颗粒	△	5%
	乙	371	大补阴丸		5%
	乙	★(367)	六味地黄胶囊（颗粒）	△	0
	乙	★(367)	六味地黄片（口服液）	△	5%
	乙	372	麦味地黄丸(片、胶囊、口服液)	△	5%
	乙	★(368)	知柏地黄片(胶囊、颗粒)	△	5%
	乙	373	左归丸	△	5%
	乙	374	古汉养生精口服液	限重度脑动脉硬化和重度神经衰弱症	20%
ZA09CB	滋补心肺剂				
	乙	375	百合固金丸(片、颗粒、口服液)	△	5%
	乙	376	补肺活血胶囊		5%
	乙	377	结核丸		5%

药品分类代码	药品分类	编号	药品名称	备注	自付比例
	乙	378	滋心阴胶囊（颗粒、口服液）		5%
ZA09CC	滋补肝肾剂				
	甲	379	杞菊地黄丸（片、胶囊）		—
	乙	380	二至丸		5%
	乙	381	六味五灵片	限有氨酶增高的慢性乙肝患者且经过中医辨证有符合说明书标明症候的	5%
	乙	382	慢肝养阴片（胶囊）	△	5%
	乙	★(379)	杞菊地黄口服液	△	5%
	乙	383	天麻醒脑胶囊	△	5%
	乙	384	眩晕宁片（颗粒）	△	5%
	乙	385	乙肝养阴活血颗粒		5%
	乙	386	天麻首乌片		5%
ZA09CD	养阴清热、和胃剂				
	乙	387	消渴康颗粒		5%
	乙	388	阴虚胃痛片（胶囊、颗粒）	△	5%
ZA09D	温阳剂				
	甲	389	济生肾气丸（片）		—
	甲	390	金匮肾气丸（片）		—

药品分类代码	药品分类	编号	药品名称	备注	自付比例
	甲	391	四神丸（片）		—
	乙	392	杜仲颗粒	△	5%
	乙	393	桂附地黄丸（片、胶囊、颗粒）	△	5%
	乙	394	右归丸（胶囊）	△	5%
	乙	395	复方杜仲片		5%
	乙	396	杜仲降压片		5%
	乙	397	强肾片		5%
ZA09E	阴阳双补剂				
	乙	398	复方苁蓉益智胶囊		20%
	乙	399	心脑欣丸（片、胶囊）	△	20%
	乙	400	强骨生血口服液		20%
ZA09F	气血双补剂				
ZA09FA	补气养血剂				
	甲	401	生血宝颗粒（合剂）		—
	乙	402	虫草菌发酵制剂	◇；△；限器官移植抗排异，肾功能衰竭及肺纤维化	20%
	乙	403	芪胶升白胶囊		20%
	乙	404	强肝丸（片、胶囊、颗粒）		20%
	乙	405	人参归脾丸	△	20%

药品分类代码	药品分类	编号	药品名称	备注	自付比例
	乙	406	人参养荣丸	△	20%
	乙	407	养心定悸胶囊（颗粒）		20%
	乙	408	阿归养血颗粒	限中度及以上贫血患者	20%
	乙	409	阿胶当归颗粒（合剂）	限中度及以上贫血患者	20%
ZA09FB	补肾养血剂				
	乙	410	补肾益脑丸（片、胶囊）	△	20%
	乙	411	参桂鹿茸丸		20%
ZA09G	益气养阴剂				
	甲	412	消渴丸		—
	甲	413	玉泉丸（片、胶囊、颗粒）		—
	乙	414	参芪降糖片（胶囊、颗粒）		0
	乙	415	固本丸		5%
	乙	416	金芪降糖丸（片、胶囊、颗粒）		5%
	乙	417	津力达颗粒		5%
	乙	418	渴络欣胶囊	限气阴两虚兼血瘀证的糖尿病肾病患者	5%
	乙	419	芪冬颐心颗粒（口服液）		5%
	乙	420	芪蛭降糖片（胶囊）		5%
	乙	421	生脉饮（党参方）、生脉片（颗粒）（党参方）	△	5%

药品分类代码	药品分类	编号	药品名称	备注	自付比例
	乙	422	十味玉泉片（胶囊）		5%
	乙	423	糖脉康片（胶囊、颗粒）		5%
	乙	424	天麦消渴片		5%
	乙	425	天芪降糖胶囊		5%
	乙	426	消渴清颗粒	限阴虚热盛兼血淤证的Ⅱ型糖尿病患者	5%
	乙	427	心通颗粒（口服液）		5%
	乙	428	虚汗停胶囊（颗粒）	△	20%
	乙	429	养心生脉颗粒		5%
	乙	430	益脑片（胶囊）	△	5%
	乙	431	振源片（胶囊）	△	5%
	乙	432	慢肾宁合剂		5%
	乙	433	珍芪降糖胶囊		5%
	乙	434	养阴降糖片		5%
ZA09H	益气复脉剂				
	甲	435	参麦注射液	限二级及以上医疗机构并有急救抢救临床证据或肿瘤放化疗证据的患者	—
	甲	436	参松养心胶囊	限有明确的冠心病室性早搏的诊断证据	—

药品分类代码	药品分类	编号	药品名称	备注	自付比例
	甲	437	生脉饮、生脉胶囊（颗粒）		—
	甲	438	生脉注射液	限二级及以上医疗机构并有急救抢救临床证据的患者	—
	乙	439	稳心颗粒	限有室性早搏、房性早搏的诊断证据	0
	乙	★（439）	稳心片（胶囊）	限有室性早搏、房性早搏的诊断证据	5%
	乙	440	益气复脉胶囊（颗粒）		5%
ZA10	安神剂				
ZA10A	养心安神剂				
	甲	441	柏子养心丸（片、胶囊）		—
	甲	442	天王补心丹		—
	甲	443	天王补心丸（片）		—
	乙	444	安神补心丸（片、胶囊、颗粒）	△	5%
	乙	445	刺五加脑灵液	△	5%
	乙	446	九味镇心颗粒	限有明确的焦虑症诊断证据	5%
	乙	447	清脑复神液	△	5%
	乙	448	益心宁神片	△	5%
	乙	449	枣仁安神胶囊（颗粒）	△	0

药品分类代码	药品分类	编号	药品名称	备注	自付比例
	乙	★(449)	枣仁安神液	△	5%
	乙	450	脑乐静		5%
	乙	451	灵芝片(口服液)		5%
	乙	452	心脑静片		5%
ZA10B	益气养血安神剂				
	乙	453	参芪五味子片(胶囊、颗粒)	△	5%
	乙	454	活力苏口服液	△	5%
	乙	455	七叶神安片		5%
	乙	456	养血安神丸(片、颗粒、糖浆)	△	5%
	乙	★(455)	七叶神安滴丸		5%
ZA10C	清肝安神剂				
	乙	457	百乐眠胶囊		5%
	乙	458	舒眠片(胶囊)		5%
ZA10D	补肾安神剂				
	乙	459	安神补脑片(胶囊、颗粒、液)	△	5%
	乙	460	补脑安神片(胶囊)		5%
	乙	461	甜梦胶囊(口服液)	△	5%
	乙	462	乌灵胶囊	△	5%
	乙	463	小儿黄龙颗粒		0

续表

药品分类代码	药品分类	编号	药品名称	备注	自付比例
ZA10E	乙	464	健脑安神片		5%
	重镇安神剂				
ZA11	乙	465	朱砂安神丸(片)		5%
	止血剂				
	甲	466	槐角丸		—
	甲	467	三七片(胶囊)	△	—
	乙	468	独一味丸(片、胶囊、颗粒、软胶囊)		5%
	乙	469	荷叶丸		5%
	乙	470	裸花紫珠片		0
	乙	★(470)	裸花紫珠胶囊(颗粒)		5%
	乙	★(470)	裸花紫珠栓		5%
	乙	471	三七血伤宁散(胶囊)		5%
	乙	472	十灰散(丸)		5%
	乙	473	止血镇痛胶囊		5%
	乙	474	致康胶囊		5%
	乙	475	紫地宁血散		5%
	乙	476	灯心止血胶囊		5%
	乙	★(470)	裸花紫珠分散片		5%
ZA12	祛瘀剂				

药品分类代码	药品分类	编号	药品名称	备注	自付比例
ZA12A	益气活血剂				
	甲	477	麝香保心丸		—
	甲	478	通心络片（胶囊）		—
	甲	479	血栓心脉宁片（胶囊）		—
	乙	480	补心气口服液		5%
	乙	481	参芍片（胶囊）		5%
	乙	482	大株红景天胶囊	限有冠心病、心绞痛的明确诊断证据	20%
	乙	483	灯银脑通胶囊	△	5%
	乙	484	复方地龙片（胶囊）		5%
	乙	485	冠心静片（胶囊）	△	5%
	乙	486	归芪活血胶囊	△	5%
	乙	487	龙生蛭胶囊	△	5%
	乙	488	脉络通、脉络通片（胶囊、颗粒）	△；限周围血管血栓性病变	5%
	乙	489	木丹颗粒		5%
	乙	490	脑安片（胶囊、颗粒、滴丸）		0
	乙	491	脑脉泰胶囊		5%
	乙	492	脑心通丸（片、胶囊）	限中重度脑梗塞、冠心病、心绞痛患者	0

药品分类代码	药品分类	编号	药品名称	备注	自付比例
	乙	493	芪参胶囊		5%
	乙	494	芪参益气滴丸		5%
	乙	495	芪龙胶囊	△	5%
	乙	496	肾衰宁片(胶囊、颗粒)		5%
	乙	497	舒心口服液		5%
	乙	498	消栓颗粒(肠溶胶囊)		5%
	乙	499	心灵丸	△	5%
	乙	500	心悦胶囊		5%
	乙	501	养心氏片		5%
	乙	502	益心舒片(胶囊、颗粒)		0
	乙	★(502)	益心舒丸		5%
	乙	503	益心丸(胶囊、颗粒)		5%
	乙	504	愈心痛胶囊		5%
	乙	505	心脉隆注射液	限二级及以上医疗机构	20%
ZA12B	行气活血剂				
	甲	506	地奥心血康胶囊		—
	甲	507	复方丹参片(胶囊、颗粒、滴丸)		—
	甲	508	速效救心丸		—
	甲	509	香丹注射液	限二级及以上医疗机构	—

药品分类代码	药品分类	编号	药品名称	备注	自付比例
	甲	510	血府逐瘀丸（片、胶囊）		—
	乙	511	盾叶冠心宁片		5%
	乙	★（507）	复方丹参喷雾剂	△	5%
	乙	★（507）	复方丹参丸		5%
	乙	512	冠脉宁片（胶囊）		5%
	乙	513	冠心丹参片（胶囊、颗粒、滴丸）		5%
	乙	514	冠心舒通胶囊		5%
	乙	515	黄杨宁片		5%
	乙	516	乐脉丸（片、胶囊、颗粒）		5%
	乙	517	理气活血滴丸		5%
	乙	518	利脑心片（胶囊）		5%
	乙	519	脑得生丸（片、胶囊、颗粒）		5%
	乙	520	薯蓣皂苷口服制剂	◇	5%
	乙	521	心可舒片（胶囊）		0
	乙	★（521）	心可舒丸（颗粒）		5%
	乙	522	心脑宁胶囊		5%
	乙	★（510）	血府逐瘀口服液		0
	乙	★（510）	血府逐瘀颗粒		5%
	乙	523	银丹心脑通软胶囊		0

药品分类代码	药品分类		编号	药品名称	备注	自付比例
ZA12C	养血活血剂					
		甲	524	丹参注射液	限二级及以上医疗机构并有明确的缺血性脑血管疾病急性发作证据的患者	一
		乙	★(524)	丹参片	△	0
		乙	★(524)	丹参胶囊(颗粒、口服液、合剂、滴丸)	△	5%
		乙	525	丹参舒心胶囊		5%
		乙	526	丹参益心胶囊		5%
		乙	527	丹红注射液	限二级及以上医疗机构并有明确的缺血性脑血管疾病急性发作证据的重症患者	20%
		乙	528	丹七片(胶囊、软胶囊)		5%
		乙	529	扶正化瘀片(胶囊)		5%
		乙	530	复方川芎片(胶囊)		5%
		乙	531	双丹片(胶囊、颗粒)		5%
		乙	532	银丹心泰滴丸		5%
ZA12D	温阳活血剂					
		乙	533	参桂胶囊		5%
		乙	534	芪苈强心胶囊		5%

药品分类代码	药品分类		编号	药品名称	备注	自付比例
ZA12E	滋阴活血剂					
		甲	535	脉络宁注射液	限二级及以上医疗机构	—
		乙	★(535)	脉络宁颗粒(口服液)		5%
		乙	536	通塞脉片(胶囊、颗粒)		5%
		乙	537	康尔心胶囊		5%
ZA12F	补肾活血剂					
		乙	538	参仙升脉口服液	△	5%
		乙	539	丹鹿通督片		20%
		乙	540	黄根片		5%
		乙	541	培元通脑胶囊		5%
		乙	542	心宝丸		5%
		乙	543	心可宁胶囊		5%
		乙	544	心元胶囊		5%
		乙	545	正心泰片(胶囊、颗粒)		5%
ZA12G	化瘀宽胸剂					
		甲	546	冠心苏合丸(胶囊、软胶囊)		—
		乙	547	保利尔胶囊		5%
		乙	548	葛兰心宁软胶囊		5%
		乙	★(546)	冠心苏合滴丸		5%

药品分类代码	药品分类	编号	药品名称	备注	自付比例
	乙	549	红花注射液	限二级及以上医疗机构并有急救抢救临床证据的患者	20%
	乙	550	活心丸		5%
	乙	551	救心丸		5%
	乙	552	苦碟子注射液	限二级及以上医疗机构并有明确冠心病、心绞痛诊断患者	20%
	乙	553	宽胸气雾剂		5%
	乙	554	脉平片	△	5%
	乙	555	脑心清片（胶囊）		5%
	乙	556	麝香通心滴丸		5%
	乙	557	速效心痛滴丸		5%
	乙	558	心安胶囊		5%
	乙	559	心脉通片（胶囊）		5%
	乙	560	心血宁片（胶囊）		5%
	乙	561	延丹胶囊	△	5%
	乙	562	愈风宁心丸（片、胶囊、颗粒、滴丸）		5%
	乙	563	注射用丹参多酚酸盐	限二级及以上医疗机构并有明确冠心病、心绞痛诊断患者	20%
	乙	564	三七丹参片		5%

药品分类代码	药品分类	编号	药品名称	备注	自付比例
		565	乙 舒心通脉胶囊		5%
		566	乙 血脉通胶囊		5%
		567	乙 舒心宁片		5%
ZA12H	化瘀通脉剂	568	甲 灯盏花素片		—
		569	甲 三七皂苷注射制剂	◇；限二级及以上医疗机构	—
		570	乙 大川芎片（口服液）		5%
		571	乙 丹灯通脑片（胶囊、滴丸）		5%
		572	乙 灯盏生脉胶囊		5%
		573	乙 灯盏细辛胶囊（颗粒、软胶囊）	△	5%
		574	乙 灯盏注射制剂	◇；限二级及以上医疗机构并有明确的缺血性心脑血管疾病急性期患者	20%
		575	乙 葛酮通络胶囊	△	5%
		576	乙 冠心宁片		5%
		★（576）	乙 冠心宁注射液	限二级及以上医疗机构	20%
		577	乙 龙心素胶囊		5%
		578	乙 龙血通络胶囊		5%
		579	乙 脉管复康片（胶囊）		0

药品分类代码	药品分类	编号	药品名称	备注	自付比例
	乙	580	脉血康胶囊		0
	乙	★(580)	脉血康肠溶片		5%
	乙	581	脑脉利颗粒		5%
	乙	582	三七皂苷口服制剂	◇；△	
			三七通舒胶囊	◇；△	5%
			血塞通片	◇；△	5%
			血塞通胶囊	◇；△	0
			血塞通颗粒	◇；△	5%
			血塞通软胶囊	◇；△	5%
			血栓通胶囊	◇；△	0
	乙	583	疏血通注射液	限二级及以上医疗机构并有明确的缺血性脑血管疾病急性期患者	20%
	乙	584	天丹通络片（胶囊）		5%
	乙	585	稀红通络口服液		5%
	乙	586	稀莶通栓丸（胶丸）		5%
	乙	587	消栓通络片	△	0
	乙	★(587)	消栓通络胶囊（颗粒）	△	5%
	乙	588	消栓再造丸		5%

药品分类代码	药品分类	编号	药品名称	备注	自付比例
	乙	589	心达康片（胶囊）		5%
	乙	590	心脑康片（胶囊）		5%
	乙	591	心脑舒通片（胶囊）		5%
	乙	592	银杏叶口服制剂	◇；△	
			银杏叶滴丸	◇；△	0
			银杏叶胶囊	◇；△	0
			银杏叶颗粒	◇；△	0
			银杏叶片	◇；△	0
			银杏叶口服液	◇；△	5%
			银杏叶丸	◇；△	5%
			银杏叶提取物滴剂	◇；△	5%
			银杏叶提取物片	◇；△	5%
			银杏酮酯滴丸	◇；△	5%
			银杏酮酯胶囊	◇；△	5%
			银杏酮酯颗粒	◇；△	5%
			银杏酮酯片	◇；△	5%
			银杏酮酯分散片	◇；△	5%
			杏灵分散片	◇；△	5%
			银杏蜜环口服溶液	◇；△	5%

药品分类代码	药品分类	编号	药品名称	备注	自付比例
	乙	593	银杏叶注射制剂	◇;限二级及以上医疗机构并有明确的缺血性心脑血管疾病急性期患者	20%
	乙.TZ01	594	银杏二萜内酯葡胺注射液	限二级及以上医疗机构脑梗死恢复期患者,单次住院最多支付14天	20% 医保支付标准:不高于316元(5mL/支,含银杏二萜内酯25mg)
	乙.TZ02	595	银杏内酯注射液	限二级及以上医疗机构脑梗死恢复期患者,单次住院最多支付14天	20% 医保支付标准:不高于79元(2mL/支,含银杏类内酯10mg)
	乙	596	银盏心脉滴丸		5%
	乙	597	逐瘀通脉胶囊		5%
	乙	★(573)	灯盏细辛合剂		5%
	乙	598	复脉定胶囊		5%
	乙	599	益心酮分散片		5%

药品分类代码	药品分类	编号	药品名称	备注	自付比例
	乙	600	注射用红花黄色素	限二级及以上医疗机构冠心病、心绞痛患者	20%
ZA12I	活血消癥剂				
	乙	601	鳖甲煎丸		5%
	乙	602	大黄䗪虫丸		0
	乙	★（602）	大黄䗪虫片（胶囊）		5%
	乙	603	复方鳖甲软肝片		5%
	乙	604	活血通脉片（胶囊）		5%
	乙	605	脑栓通胶囊		5%
	乙	606	脑血康丸（片、胶囊、颗粒、口服液、滴丸）		5%
	乙	607	脑血疏口服液	限出血性中风急性期及恢复早期	5%
	乙	608	消瘀康片（胶囊）		5%
	乙	609	脑栓康复胶囊		5%
ZA12J	祛瘀化痰剂				
	乙	610	丹蒌片		5%
	乙	611	滇白珠糖浆		5%
	乙	612	瓜蒌皮注射液	在二级及以上医疗机构并有冠心病、心绞痛明确诊断的患者	20%

续表

药品分类代码	药品分类		编号	药品名称	备注	自付比例
ZA13	理气剂	乙	613	醒脑再造丸（胶囊）	△	5%
ZA13A	疏肝解郁剂	甲	614	丹栀逍遥丸		—
		甲	615	逍遥丸（颗粒）		—
		乙	616	柴胡舒肝丸	△	5%
		乙	617	朝阳丸（胶囊）		5%
		乙	★(614)	丹栀逍遥片（胶囊、颗粒）		5%
		乙	618	红花逍遥片（胶囊、颗粒）		5%
		乙	619	加味逍遥丸（片、胶囊、颗粒）	△	5%
		乙	620	元胡肝泰胶囊		0
		乙	621	立肝舒络丸		5%
		乙	622	舒肝解郁胶囊		5%
		乙	623	舒肝丸（散、片、颗粒）		5%
		乙	★(615)	逍遥片（胶囊）		5%
		乙	624	乙肝益气解郁颗粒		5%
		乙	625	越鞠丸	△	5%
		乙	626	肝泰颗粒		5%
ZA13B	疏肝和胃剂					

药品分类代码	药品分类	编号	药品名称	备注	自付比例
	甲	627	气滞胃痛片(胶囊、颗粒)		—
	甲	628	三九胃泰颗粒	△	—
	甲	629	胃苏颗粒	△	—
	甲	630	元胡止痛片(胶囊、颗粒、滴丸)		—
	乙	631	荜铃胃痛颗粒		5%
	乙	632	颠茄片		5%
	乙	633	复方陈香胃片		5%
	乙	634	复方田七胃痛片(胶囊)		5%
	乙	635	肝达康片(胶囊、颗粒)		5%
	乙	636	加味左金丸	△	0
	乙	637	健胃消炎颗粒		5%
	乙	638	健胃愈疡片		0
	乙	★(638)	健胃愈疡胶囊(颗粒)		5%
	乙	639	金胃泰胶囊	△	5%
	乙	640	荆花胃康胶丸		5%
	乙	641	快胃片		5%
	乙	642	摩罗丹	△	5%
	乙	643	木香顺气丸		0
	乙	★(643)	木香顺气颗粒		5%

药品分类代码	药品分类	编号	药品名称	备注	自付比例
	乙	★(628)	三九胃泰胶囊	△	0
	乙	644	舒肝健胃丸	△	5%
	乙	645	舒肝止痛丸	△	5%
	乙	646	胃肠安丸		5%
	乙	647	胃康胶囊	△	5%
	乙	648	胃康灵丸(片、胶囊、颗粒)		5%
	乙	649	胃力康颗粒	△	5%
	乙	650	胃疼宁片	△	5%
	乙	651	胃痛宁片	△	5%
	乙	652	香砂枳术丸	△	5%
	乙	653	小儿香橘丸		0
	乙	★(630)	元胡止痛口服液	△	5%
	乙	654	枳术宽中胶囊		5%
	乙	655	枳术丸(颗粒)	△	5%
	乙	656	中满分消丸		5%
	乙	657	五金丸(片、胶囊)		5%
	乙	658	舒肝调气丸	△	5%
	乙	659	陈香露白露片		0
	乙	660	猴头健胃灵胶囊(片)		0

药品分类代码	药品分类	编号	药品名称	备注	自付比例
ZA14	消导剂				
	乙	661	胃祥宁颗粒		5%
ZA14A	健脾消食				
	乙	662	王氏保赤丸		5%
	乙	663	小儿七星茶颗粒（口服液、糖浆）		0
	乙	664	小儿消食片（颗粒）		0
ZA14B	消食导滞				
	甲	665	保和丸（片、颗粒）		一
	乙	666	槟榔四消丸（片）	△	5%
	乙	667	沉香化滞丸		5%
	乙	668	化积颗粒（口服液）	限儿童	0
	乙	669	开胸顺气丸（胶囊）		5%
	乙	670	木香槟榔丸		5%
	乙	671	神曲消食口服液	限儿童	0
	乙	672	四磨汤口服液	△	0
	乙	673	小儿化食丸（口服液）		0
	乙	674	一捻金、一捻金胶囊	限儿童	0
	乙	675	越鞠保和丸	△	5%
	乙	676	枳实导滞丸		5%

药品分类代码	药品分类	编号	药品名称	备注	自付比例
ZA15	治风剂				
ZA15A	疏散外风剂				
	甲	677	川芎茶调丸（散、片、颗粒）		—
	乙	★（677）	川芎茶调口服液	△	5%
	乙	678	都梁滴丸（软胶囊）		5%
	乙	679	秦归活络口服液		5%
	乙	680	祛风止痛丸（片、胶囊）	△	5%
	乙	681	疏风活络片	△	0
	乙	★（681）	疏风活络丸	△	5%
	乙	682	通天口服液	△	5%
	乙	683	头风痛丸（胶囊）	△	5%
	乙	684	镇脑宁胶囊	△	5%
ZA15B	平肝熄风剂				
	甲	685	牛黄降压丸（片、胶囊）		—
	甲	686	松龄血脉康胶囊		—
	乙	687	丹珍头痛胶囊		0
	乙	688	九味熄风颗粒		0
	乙	689	脉君安片	限儿童	5%
	乙	690	牛黄抱龙丸	△ 限儿童	0

药品分类代码	药品分类	编号	药品名称	备注	自付比例
	乙	691	强力定眩片（胶囊）	△	5%
	乙	692	清肝降压胶囊		5%
	乙	693	清脑降压片（胶囊、颗粒）		5%
	乙	694	全天麻片（胶囊）	△	5%
	乙	695	天菊脑安胶囊	△	5%
	乙	696	天麻钩藤颗粒		5%
	乙	697	消眩止晕片	△	5%
	乙	698	珍菊降压片		5%
ZA15C	平肝潜阳剂				
	乙	699	安宫降压丸		5%
	乙	700	复方罗布麻片		0
	乙	★（700）	复方罗布麻颗粒		5%
	乙	701	脑立清丸（片、胶囊）	△	5%
	乙	702	平眩胶囊		5%
	乙	703	山绿茶降压片（胶囊）		5%
	乙	704	石龙清血颗粒		5%
	乙	705	天智颗粒		5%
	乙	706	晕痛定胶囊		0
	乙	★（706）	晕痛定片		5%

药品分类代码	药品分类	编号	药品名称	备注	自付比例
ZA15D	乙	707	甲芄灵片		5%
	化痰熄风剂				
	乙	708	半夏天麻丸		5%
	乙	709	癫痫康胶囊		5%
	乙	710	癫痫平片		5%
	乙	711	化风丹		5%
	乙	712	天黄猴枣散	限儿童	0
ZA15E	化痰祛风剂				
	甲	713	正天丸（胶囊）		—
	乙	714	丹膝颗粒		5%
	乙	715	复方夏天无片		5%
	乙	716	强力天麻杜仲丸（胶囊）	△	5%
	乙	717	天舒片（胶囊）	△	5%
	乙	718	头痛宁胶囊		5%
	乙	719	肿痛安胶囊		5%
ZA15F	养血祛风剂				
	乙	720	养血清脑丸（颗粒）	△	0
	乙	721	养血荣筋丸	△	5%
ZA15G	祛风通络剂				

药品分类代码	药品分类	编号	药品名称	备注	自付比例
	甲	722	华佗再造丸		—
	甲	723	人参再造丸		—
	乙	724	川蛭通络胶囊	限脑梗塞恢复期	5%
	乙	725	大活络丸（胶囊）		0
	乙	726	骨龙胶囊		5%
	乙	727	散风活络丸		5%
	乙	728	麝香海马追风膏	△	5%
	乙	729	天和追风膏		5%
	乙	730	天麻丸（片、胶囊）	△	5%
	乙	731	通络开痹片		5%
	乙	732	小活络丸		0
	乙	★（732）	小活络片		5%
	乙	733	再造丸		5%
	乙	734	中风回春丸（片、胶囊、颗粒）		5%
	乙	735	祖师麻膏药	△	5%
	乙	★（735）	祖师麻片	△	5%
	乙	★（735）	祖师麻注射液		20%
ZA16	祛湿剂				
ZA16A	散寒除湿剂				

药品分类代码	药品分类	编号	药品名称	备注	自付比例
	甲	736	风湿骨痛片（胶囊、颗粒）		—
	甲	737	追风透骨丸（片、胶囊）		—
	乙	738	风湿祛痛胶囊		5%
	乙	739	附桂骨痛片（胶囊、颗粒）		5%
	乙	740	复方雪莲胶囊		5%
	乙	741	关节止痛膏	△	5%
	乙	742	寒湿痹片（胶囊、颗粒）		5%
	乙	743	金乌骨通胶囊		5%
	乙	744	罗浮山风湿膏药		5%
	乙	745	木瓜丸（片）	△	5%
	乙	746	七味通痹口服液	△	5%
	乙	747	万通筋骨片	△	5%
ZA16B	清热除湿剂				
	乙	748	当归拈痛丸（颗粒）	△	5%
	乙	749	二妙丸		5%
	乙	750	滑膜炎片（颗粒）		5%
	乙	751	湿热痹片（胶囊、颗粒）		5%
	乙	752	四妙丸		5%
	乙	753	痛风定片（胶囊）		5%

药品分类代码	药品分类	编号	药品名称	备注	自付比例
ZA16C	乙	754	痛风舒片		5%
	乙	755	正清风痛宁缓释片		0
祛风除湿剂					
	甲	756	复方风湿宁片(胶囊、颗粒)		—
	甲	757	雷公藤片 雷公藤多苷[甙]片		—
	乙	758	风湿马钱片		5%
	乙	759	关节克痹丸		5%
	乙	760	黑骨藤追风活络胶囊		5%
	乙	761	虎力散,虎力散片(胶囊)		5%
	乙	762	加味天麻胶囊		5%
	乙	763	金骨莲片(胶囊)		5%
	乙	764	抗狼疮散		5%
	乙	765	昆仙胶囊		5%
	乙	766	麝香追风膏	△	5%
	乙	767	疏风定痛丸		5%
	乙	768	通络骨质宁膏		5%
	乙	769	正清风痛宁片(胶囊)		0
	乙	★(769)	正清风痛宁注射液		20%

药品分类代码	药品分类		编号	药品名称	备注	自付比例
		乙	770	复方天麻颗粒		5%
		乙	★(756)	复方风湿宁注射液	限二级及以上医疗机构	20%
		乙	771	蒿白伤湿气雾剂		5%
ZA16D	化瘀祛湿剂					
		甲	772	肾炎四味片(胶囊)		—
		乙	773	马栗种子提取物片		5%
		乙	774	迈之灵片		5%
		乙	775	脉络舒通丸(颗粒)		5%
		乙	776	盘龙七片		5%
		乙	777	肾康栓	限有明确慢性肾功能衰竭诊断的患者	5%
		乙	★(777)	肾康注射液	限二级及以上医疗机构慢性肾功能衰竭的患者	20%
		乙	★(772)	肾炎四味丸(颗粒)		5%
		乙	778	通络祛痛膏	△	0
		乙	779	瘀血痹片(胶囊、颗粒)		5%
ZA16E	消肿利水剂					
		甲	780	尿毒清颗粒		—
		甲	781	五苓散(片、胶囊)		—

药品分类代码	药品分类	编号	药品名称	备注	自付比例
	乙	782	复方雪参胶囊		5%
	乙	783	黄葵胶囊		5%
	乙	784	肾炎舒片（胶囊、颗粒）		5%
	乙	785	肾炎消肿片		5%
	乙	786	肾炎安胶囊		5%
ZA16F	清热通淋剂				
	甲	787	癃清片（胶囊）		—
	甲	788	三金片（胶囊）		—
	乙	789	八正片（胶囊、颗粒）		5%
	乙	790	导赤丸	△	5%
	乙	791	复方金钱草颗粒		5%
	乙	792	复方梅笠草片		5%
	乙	793	复方石淋通片（胶囊）		5%
	乙	794	克淋通胶囊		5%
	乙	795	泌淋胶囊（颗粒）		5%
	乙	796	泌淋清胶囊		5%
	乙	797	泌宁胶囊		5%
	乙	798	尿感宁颗粒		5%
	乙	799	尿清舒颗粒		5%

药品分类代码	药品分类	编号	药品名称	备注	自付比例
	乙	800	宁泌泰胶囊		5%
	乙	801	前列安栓		5%
	乙	802	前列安通片（胶囊）		5%
	乙	803	前列倍喜胶囊		5%
	乙	804	前列平胶囊		5%
	乙	805	前列舒通胶囊		5%
	乙	806	前列舒丸		5%
	乙	807	前列泰丸（片、胶囊、颗粒）		5%
	乙	808	前列通片（胶囊）		5%
	乙	809	清热通淋丸（片、胶囊）		5%
	乙	810	清浊祛毒丸		5%
	乙	811	热淋清片（胶囊、颗粒）		5%
	乙	★（788）	三金颗粒	△	5%
	乙	812	肾安胶囊		5%
	乙	813	肾复康片（胶囊）		5%
	乙	814	肾舒颗粒		5%
	乙	815	舒泌通胶囊		5%
	乙	816	双石通淋胶囊		5%
	乙	817	翁沥通片（胶囊、颗粒）		5%

药品分类代码	药品分类	编号	药品名称	备注	自付比例
	乙	818	血尿安片（胶囊）		5%
	乙	819	野菊花栓		5%
	乙	820	银花泌炎灵片		5%
	乙	821	连参通淋片		5%
ZA16G	化瘀通淋剂				
	甲	822	癃闭舒片（胶囊）		—
	乙	823	海昆肾喜胶囊	限慢性肾功能衰竭失代偿期并在住院期间使用	5%
	乙	824	灵泽片		5%
	乙	825	尿塞通片（胶囊）		5%
	乙	826	前列癃闭通片（胶囊、颗粒）		5%
	乙	827	前列舒乐片（胶囊、颗粒）		5%
	乙	828	前列欣胶囊		5%
	乙	829	夏荔芪胶囊		5%
	乙	830	泽桂癃爽片（胶囊）		5%
	乙	831	川参通注射液	限二级及以上医疗机构	20%
ZA16H	扶正祛湿剂				
	甲	832	风湿液		—
	甲	833	普乐安片（胶囊）		—

药品分类代码	药品分类	编号	药品名称	备注	自付比例
	甲	834	肾炎康复片		—
	甲	835	癃清片(胶囊、颗粒)		—
	乙	836	萆薢分清丸		5%
	乙	837	癃祺胶囊		5%
	乙	838	独活寄生丸(颗粒、合剂)	△	5%
	乙	839	金天格胶囊	△	5%
	乙	840	腰康宁片(胶囊、颗粒)	△	5%
	乙	841	天麻壮骨丸	△	5%
	乙	842	通痹片(胶囊)		5%
	乙	843	益肾蠲痹丸		5%
	乙	844	壮骨伸筋胶囊	△	5%
	乙	845	壮腰健肾丸(片)	△	5%
	乙	846	仙灵脾片		5%
	乙	847	癃痹复康颗粒		5%
ZA17	化浊降脂剂				
	甲	848	血脂康胶囊		—
	乙	849	丹田降脂丸		5%
	乙	850	丹香清脂颗粒	△	5%
	乙	851	复方红曲口服制剂	◇；△	5%

药品分类代码	药品分类	药品分类	编号	药品名称	备注	自付比例
		Z		脂必妥片	◇;△	0
		Z		脂必妥胶囊	◇;△	0
		Z		血脂康片	◇;△	5%
		Z		脂必泰胶囊	◇;△	5%
		Z	852	荷丹片(胶囊)	△	5%
		Z	853	化滞柔肝颗粒		5%
		Z	854	降脂灵片(颗粒)	△	5%
		Z	855	降脂通脉胶囊	△	5%
		Z	856	绞股蓝总甙片(胶囊)绞股蓝总苷胶囊(颗粒)	△	20%
		Z	857	壳脂胶囊		5%
		Z	858	蒲参胶囊	△	5%
		Z	859	泰脂安胶囊	△	5%
		Z	860	血脂平胶囊	△	5%
		Z	861	血滞通胶囊	△	5%
		Z	862	脂康颗粒	△	5%
		Z	863	桑葛降脂丸		5%
ZB	外科用药					
ZB01	清热剂					

药品分类代码	药品分类	编号	药品名称	备注	自付比例
ZB01A	清利肝胆剂				
	甲	864	消炎利胆片（胶囊、颗粒）		—
	乙	865	大柴胡颗粒		5%
	乙	866	胆康片（胶囊）		5%
	乙	867	胆宁片		5%
	乙	868	胆石利通片（胶囊）		5%
	乙	869	胆石通胶囊		0
	乙	870	胆舒片（胶囊、软胶囊）		5%
	乙	871	复方胆通片（胶囊）		5%
	乙	872	金胆片		5%
	乙	★（864）	消炎利胆软胶囊		5%
	乙	873	益胆片（胶囊）		5%
	乙	874	赤丹退黄颗粒		5%
ZB01B	清热解毒剂				
	甲	875	地榆槐角丸		—
	甲	876	季德胜蛇药片		—
	甲	877	京万红软膏		—
	甲	878	连翘败毒丸（片、膏）		—
	甲	879	锡类散		—

药品分类代码	药品分类	编号	药品名称	备注	自付比例
	乙	880	拔毒膏		5%
	乙	881	拔毒生肌散		5%
	乙	882	蟾酥锭		5%
	乙	883	丹参酮胶囊	△	5%
	乙	884	肤痔清软膏	△	5%
	乙	885	复方黄柏液涂剂		5%
	乙	886	虎黄烧伤搽剂		5%
	乙	887	积雪苷霜软膏		5%
	乙	888	解毒烧伤软膏		5%
	乙	889	解毒生肌膏		5%
	乙	890	九一散		5%
	乙	891	康复新液		0
	乙	892	连柏烧伤膏		5%
	乙	893	六神凝胶		5%
	乙	894	六应丸		5%
	乙	895	龙珠软膏		5%
	乙	896	牛黄醒消丸		5%
	乙	897	青龙蛇药片		5%
	乙	898	麝香痔疮栓	△	5%

药品分类代码	药品分类	编号	药品名称	备注	自付比例
	乙	899	生肌散		5%
	乙	900	生肌玉红膏		5%
	乙	901	湿润烧伤膏		0
	乙	902	烫疮油	△	5%
	乙	903	烫伤油		5%
	乙	904	外用应急软膏		5%
	乙	905	外用紫金锭		5%
	乙	906	五福化毒丸（片）	限儿童	0
	乙	907	五黄膏	△	5%
	乙	908	小败毒膏	△	5%
	乙	909	湛江蛇药		5%
	乙	910	痔血丸		5%
ZB01C	清热利湿剂				
	甲	911	马应龙麝香痔疮膏		—
	甲	912	如意金黄散		—
	甲	913	消痔灵注射液		—
	乙	914	参蛇花痔疮膏	△	5%
	乙	915	创灼膏	△	5%
	乙	916	肛安栓		5%

药品分类代码	药品分类	编号	药品名称	备注	自付比例
	乙	917	肛泰栓（软膏）		5%
	乙	918	槐榆清热止血胶囊	△	5%
	乙	919	九华膏		5%
	乙	920	九华痔疮栓		5%
	乙	921	普济痔疮栓		5%
	乙	922	消炎止痛膏		5%
	乙	923	消痔栓（软膏）		5%
	乙	★（923）	消痔丸		5%
	乙	924	痔疮片（胶囊）	△	5%
	乙	★（924）	痔疮栓		5%
	乙	925	痔康片（胶囊）	△	5%
	乙	926	痔宁片		5%
ZB01D	通淋消石剂				
	甲	927	结石通片（胶囊）		—
	甲	928	排石颗粒		—
	乙	929	琥珀消石颗粒		5%
	乙	930	结石康胶囊		5%
	乙	931	金钱草片（胶囊、颗粒）		5%
	乙	932	金钱胆通颗粒		5%

药品分类代码	药品分类	编号	药品名称	备注	自付比例
	乙	933	利胆排石散（片、胶囊、颗粒）		5%
	乙	934	尿石通丸		5%
	乙	935	肾石通颗粒	△	0
	乙	★（935）	肾石通丸（片）	△	5%
	乙	936	石淋通片（颗粒）		0
	乙	937	排石利胆片		5%
ZB02	温经理气活血散结剂				
	甲	938	内消瘰疬丸		—
	乙	939	代温灸膏		0
	乙	940	复方夏枯草膏	△	5%
	乙	941	茴香橘核丸		5%
	乙	★（938）	内消瘰疬片		5%
	乙	942	五海瘿瘤丸		5%
	乙	943	西黄丸（胶囊）	限恶性肿瘤	5%
	乙	944	小金丸（片、胶囊）		0
	乙	945	阳和解凝膏	△	5%
	乙	946	腰肾膏	△	5%
ZC	肿瘤用药				
ZC01	抗肿瘤药				

药品分类代码	药品分类	编号	药品名称	备注	自付比例
	甲	947	华蟾素注射液	限癌症疼痛且吞咽困难者	—
	甲	948	平消片（胶囊）	限恶性实体肿瘤	—
	乙	949	艾迪注射液	限中晚期癌症	20%
	乙	950	安替可胶囊	限食管癌	5%
	乙	951	参连胶囊（颗粒）	限中晚期癌症	5%
	乙	952	慈丹胶囊	限肝癌	5%
	乙	953	复方斑蝥胶囊	限中晚期癌症	5%
	乙	954	复方红豆杉胶囊	限中晚期癌症	5%
	乙	955	复方苦参注射液	限中晚期癌症	20%
	乙. TZ03	956	复方黄黛片	限初治的急性早幼粒细胞白血病	5% 医保支付标准:不高于10.5元（0.27g/片）
	乙	957	肝复乐片（胶囊）	限肝癌	5%
	乙	★（947）	华蟾素片（胶囊）	限癌症疼痛	5%
	乙	958	化癥回生口服液	限中晚期肺癌和肝癌	0
	乙	959	回生口服液	限中晚期肺癌和肝癌	5%
	乙	960	金龙胶囊	限肝癌	5%
	乙	961	康莱特软胶囊	限中晚期肺癌	5%

药品分类代码	药品分类	编号	药品名称	备注	自付比例
	乙	★(961)	辰莱特注射液	限中晚期肺癌和肝癌	20%
	乙	962	威麦宁胶囊	限中晚期癌症	5%
	乙	963	消癌平丸(片、胶囊、颗粒)	限中晚期癌症	5%
	乙	★(963)	消癌平注射液	限中晚期癌症	20%
	乙	964	鸦胆子油乳注射液	限中晚期癌症	20%
	乙	★(964)	鸦胆子油软胶囊(口服乳液)	限中晚期癌症	5%
	乙	965	紫龙金片	限肺癌	5%
	乙	★(963)	消癌平分散片	限中晚期癌症	5%
ZC02	肿瘤辅助用药				
	甲	966	贞芪扶正片(胶囊、颗粒)	限恶性肿瘤放化疗血象指标低下	—
	乙	967	艾愈胶囊	限恶性肿瘤放化疗并有白细胞减少的检验证据	20%
	乙	968	安多霖胶囊	限中晚期癌症	20%
	乙	969	安康欣胶囊	限中晚期癌症	20%
	乙	970	参丹散结胶囊	限中晚期癌症	20%
	乙	971	参芪扶正注射液	限与肺癌、胃癌放化疗同步使用	20%
	乙	972	复方蟾酥膏	限晚期癌性疼痛	20%

药品分类代码	药品分类	编号	药品名称	备注	自付比例
	乙	973	复方皂矾丸	限中晚期癌症	20%
	乙	974	槐耳颗粒	限肝癌	20%
	乙	★(327)	黄芪注射液	限恶性肿瘤放化疗血象指标低下及免疫功能低下	20%
	乙	975	健脾益肾颗粒	限恶性肿瘤放化疗血象指标低下及免疫功能低下	20%
	乙	976	金复康口服液	限肺癌	20%
	乙	977	康艾注射液	限说明书标明恶性肿瘤的中晚期治疗	20%
	乙	978	康力欣胶囊	限中晚期癌症	20%
	乙	979	螺旋藻片(胶囊)	△；限恶性肿瘤放化疗血象指标低下	20%
	乙	980	芪珍胶囊	限中晚期癌症	20%
	乙	981	生白颗粒(口服液、合剂)	限恶性肿瘤放化疗期间白细胞检验指标明显低下	20%
	乙	982	养血饮口服液	限肿瘤放化疗患者	20%
	乙	983	养正合剂	限恶性肿瘤放化疗期间白细胞检验指标明显低下	20%
	乙	984	养正消积胶囊	限肝癌采用肝动脉介入治疗术后的辅助治疗	20%

药品分类代码	药品分类	编号	药品名称	备注	自付比例
	乙	985	益肺清化膏	限晚期肺癌	20%
	乙	986	猪苓多糖注射液	限恶性肿瘤化疗免疫功能低下	20%
	乙、TZ04	987	注射用黄芪多糖	限二级及以上医疗机构肿瘤患者，单次住院最多支付14天	20% 医保支付标准:不高于278元(250mg/瓶)
	乙、TZ05	988	参一胶囊	限原发性肺癌、肝癌化疗期间同步使用	20% 医保支付标准:不高于6.65元(含人参皂苷Rg3 10mg/粒)
	乙	989	生血康口服液	限恶性肿瘤放化疗血象指标低下	20%
	乙	990	香菇多糖胶囊	限二级及以上医疗机构恶性肿瘤患者	20%
ZD	妇科用药				
ZD01	理血剂				
ZD01A	理气养血剂				

药品分类代码	药品分类		编号	药品名称	备注	自付比例
		甲	991	妇科十味片		—
		乙	992	补血生乳颗粒	△	5%
		乙	993	补血益母颗粒		0
		乙	★(993)	补血益母丸		5%
		乙	994	妇科调经片	△	0
		乙	★(994)	妇科调经胶囊(颗粒、滴丸)	△	5%
		乙	995	妇科再造丸	△	5%
		乙	996	妇女痛经丸(颗粒)	△	5%
		乙	997	复方益母片(胶囊、颗粒)		5%
		乙	★(997)	复方益母口服液	△	5%
		乙	998	经舒胶囊(颗粒)		5%
		乙	999	坤宁颗粒(口服液)		5%
		乙	1000	七制香附丸	△	5%
		乙	1001	五加生化胶囊		5%
		乙	1002	妇康宁片		5%
		乙	★(995)	妇科再造胶囊		5%
		乙	1003	当归丸		5%
ZD01B	活血化瘀剂					
		甲	1004	桂枝茯苓丸(片、胶囊)		—

药品分类代码	药品分类	编号	药品名称	备注	自付比例
	甲	1005	鲜益母草胶囊		—
	甲	1006	益母草膏（片，胶囊、颗粒）		—
	乙	1007	丹莪妇康煎膏（颗粒）		5%
	乙	1008	丹黄祛瘀片（胶囊）		5%
	乙	1009	得生丸	△	5%
	乙	1010	坤复康片（胶囊）		5%
	乙	1011	散结镇痛胶囊		5%
	乙	1012	少腹逐瘀丸（胶囊、颗粒）		0
	乙	1013	生化丸		5%
	乙	1014	舒尔经片（胶囊、颗粒）	△	5%
	乙	1015	田七痛经胶囊	△	5%
	乙	1016	调经活血片（胶囊）	△	5%
	乙	1017	痛经宝颗粒	△	5%
	乙	1018	新生化片		0
	乙	★（1018）	新生化颗粒		5%
	乙	★（1006）	益母草注射液	限生育保险	—
ZD01C	止血剂				
	甲	1019	安宫止血颗粒		—
	甲	1020	葆宫止血颗粒		—

药品分类代码	药品分类		编号	药品名称	备注	自付比例
		甲	1021	茜芷胶囊		—
		乙	1022	断血流片（胶囊、颗粒、口服液）		5%
		乙	1023	妇科断红饮胶囊	限崩漏症	5%
		乙	★（1021）	茜芷片		5%
		乙	1024	血平片		5%
ZD02	清热剂					
ZD02A	内服药					
		甲	1025	妇科千金片（胶囊）		—
		甲	1026	妇炎消胶囊		—
		甲	1027	宫血宁胶囊		—
		甲	1028	宫炎平片（胶囊）		—
		甲	1029	花红片（胶囊、颗粒）		—
		乙	1030	妇乐片（胶囊、颗粒）	△	5%
		乙	1031	妇炎平胶囊		5%
		乙	1032	妇炎舒片（胶囊）	△	5%
		乙	1033	固经丸	△	5%
		乙	1034	金刚藤糖浆		0
		乙	★（1034）	金刚藤丸（片、胶囊、颗粒）		5%
		乙	1035	金鸡片（胶囊、颗粒）	△	5%

药品分类代码	药品分类	编号	药品名称	备注	自付比例
	乙	1036	康妇炎胶囊		5%
	乙	1037	抗妇炎胶囊		5%
	乙	1038	抗宫炎片	△	0
	乙	★（1038）	抗宫炎胶囊（颗粒）	△	5%
	乙	1039	盆炎净片（胶囊、颗粒、口服液）	△	5%
	乙	1040	妇炎净胶囊		5%
	乙	1041	妇炎康片		5%
	乙	1042	妇炎康复片		5%
	乙	1043	金英胶囊		5%
ZD02B	外用药				
	乙	1044	保妇康栓		0
	乙	★（1031）	妇炎平栓	△	5%
	乙	1045	妇阴康洗剂		5%
	乙	1046	复方沙棘籽油栓		5%
	乙	1047	宫颈炎康栓	△	5%
	乙	1048	康妇凝胶		5%
	乙	1049	康妇消炎栓		0
	乙	1050	苦参软膏（凝胶）		5%
	乙	1051	治糜康栓	△	5%

药品分类代码	药品分类	编号	药品名称	备注	自付比例
	乙	1052	百艾洗液		5%
	乙	1053	洁尔阴洗液		0
	乙	1054	红核妇洁洗液		5%
	乙	1055	椿乳凝胶		5%
ZD03	扶正剂				
	甲	1056	艾附暖宫丸		—
	甲	1057	八珍益母丸（片、胶囊）		—
	甲	1058	更年安片		—
	甲	1059	乌鸡白凤丸（片、胶囊）		—
	乙	1060	安坤颗粒		5%
	乙	1061	安坤赞育丸	△	5%
	乙	★（1057）	八珍益母膏	△	5%
	乙	1062	产复康颗粒	△	5%
	乙	1063	地贞颗粒	△	5%
	乙	1064	定坤丹	△	5%
	乙	★（1058）	更年安丸（胶囊）	△	5%
	乙	1065	坤泰胶囊		0
	乙	1066	女金丸（片、胶囊）	△	5%
	乙	1067	女珍颗粒		5%

药品分类代码	药品分类	编号	药品名称	备注	自付比例
	乙	1068	千金止带丸	△	5%
	乙	★（1059）	乌鸡白凤颗粒	△	5%
	乙	1069	孕康颗粒（口服液）		5%
	乙	1070	滋肾育胎丸		5%
	乙	1071	归芍调经片		5%
	乙	1072	驴胶补血颗粒	限中度及以上贫血患者	20%
ZD04	消肿散结剂				
	甲	1073	宫瘤清片（胶囊、颗粒）		—
	甲	1074	宫癣消片（胶囊、颗粒）		—
	乙	1075	丹鹿胶囊	△	5%
	乙	1076	宫瘤宁片（胶囊、颗粒）	△	5%
	乙	1077	宫瘤消胶囊	△	5%
	乙	1078	红金消结片（胶囊）		5%
	乙	1079	乳核散结片（胶囊）	△	5%
	乙	1080	乳康丸（片、胶囊、颗粒）		5%
	乙	1081	乳块消片（胶囊、颗粒）		0
	乙	★（1081）	乳块消丸		5%
	乙	1082	乳宁片（胶囊）	△	5%
	乙	★（1082）	乳宁丸（颗粒）	△	5%

药品分类代码	药品分类	编号	药品名称	备注	自付比例
	乙	1083	乳癖散结片（胶囊、颗粒）	△	5%
	乙	★（1083）	乳癖消丸		5%
	乙	1084	乳增宁片（胶囊）	△	5%
	乙	1085	消结安胶囊		5%
	乙	1086	消乳散结胶囊		5%
	乙	1087	岩鹿乳康片（胶囊）		5%
	乙	1088	止痛化癥片（胶囊、颗粒）		5%
	乙	1089	散结乳癖膏		5%
	乙	1090	祛瘀散结胶囊	限工伤保险	—
ZE	眼科用药				
ZE01	清热剂				
	甲	1091	黄连羊肝丸		—
	甲	1092	明目蒺藜丸		—
	甲	1093	明目上清丸（片）		—
	甲	1094	熊胆眼药水	△	—
	乙	1095	八宝眼药		5%
	乙	★（85）	板蓝根滴眼液		5%
	乙	1096	拨云退翳丸		5%
	乙	★（1091）	黄连羊肝片		5%

药品分类代码	药品分类	编号	药品名称	备注	自付比例
	乙	1097	马应龙八宝眼膏	△	5%
	乙	1098	麝珠明目滴眼液	△	5%
	乙	★(15)	双黄连滴眼剂		5%
	乙	1099	消朦眼膏	△	5%
	乙	★(134)	鱼腥草滴眼液	△	5%
ZE02	扶正剂				
	甲	1100	明目地黄丸		
	甲	1101	石斛夜光丸	△	—
	甲	1102	障眼明片(胶囊)		—
	甲	1103	珍珠明目滴眼液		—
	乙	1104	复明片(胶囊、颗粒)		5%
	乙	1105	和血明目片		5%
	乙	1106	金花明目丸	△	5%
	乙	1107	芪明颗粒	限Ⅱ型糖尿病视网膜病变单纯型	5%
	乙	1108	芍杞颗粒	△;限弱视	5%
	乙	1109	石斛明目丸		5%
	乙	★(1101)	石斛夜光颗粒	△	5%

药品分类代码	药品品分类		编号	药品名称	备注	自付比例
		乙	1110	双丹明目玆囊	限Ⅱ型糖尿病视网膜病变单纯型	5%
		乙	1111	止血祛瘀明目片		5%
ZE03	祛瘀剂					
		甲	1112	复方血栓通胶囊	限有明确的视网膜静脉阻塞的诊断证据	—
		乙	1113	丹红化瘀口服液		5%
		乙	★（1112）	复方血栓通片	限有明确的视网膜静脉阻塞的诊断证据	0
		乙	★（1112）	复方血栓通颗粒（软胶囊）	限有明确的视网膜静脉阻塞的诊断证据	5%
		乙	1114	夏天无眼药水	△	5%
ZF	耳鼻喉科用药					
ZF01	耳病					
		甲	1115	耳聋左慈丸		—
		甲	1116	通窍耳聋丸		—
		乙	1117	耳聋丸（胶囊）	△	5%
ZF02	鼻病					
		甲	1118	鼻炎康片		—

药品分类代码	药品分类	药品分类	编号	药品名称	备注	自付比例
		甲	1119	藿胆丸（片、滴丸）		—
		甲	1120	香菊片（胶囊）		—
		甲	1121	辛苓颗粒		—
		乙	1122	鼻窦炎口服液	△	5%
		乙	1123	鼻咽清毒颗粒（鼻咽清毒剂）	△	5%
		乙	1124	鼻炎片	△	5%
		乙	★（1124）	鼻炎滴剂	△	5%
		乙	1125	鼻渊舒胶囊（口服液）	△	5%
		乙	1126	鼻渊通窍颗粒	△	5%
		乙	1127	千柏鼻炎片		5%
		乙	1128	散风通窍滴丸	△	5%
		乙	1129	通窍鼻炎片（胶囊、颗粒）	△	5%
		乙	★（1121）	辛芩片	△	5%
		乙	1130	辛夷鼻炎丸	△	0
		乙	1131	滴通鼻炎水喷雾剂	△	5%
ZF03	咽喉病	甲	1132	冰硼散		—
		甲	1133	黄氏响声丸		—
		甲	★（893）	六神丸		—

药品分类代码	药品分类	编号	药品名称	备注	自付比例
	甲	1134	青黛散	△	—
	甲	1135	清咽滴丸		—
	甲	1136	玄麦甘桔胶囊（颗粒）		—
	乙	1137	北豆根胶囊	△	5%
	乙	1138	川射干黄酮胶囊	△	5%
	乙	1139	儿童清咽解热口服液		0
	乙	1140	复方珍珠口疮颗粒	△	5%
	乙	1141	甘桔冰梅片	△	5%
	乙	1142	喉咽清颗粒（口服液）	△	5%
	乙	1143	金喉健喷雾剂	△	5%
	乙	1144	金嗓开音丸（片、胶囊、颗粒）	△	5%
	乙	1145	金嗓散结丸（片、胶囊、颗粒）	△	5%
	乙	1146	开喉剑喷雾剂（含儿童型）		5%
	乙	★(893)	六神胶囊		5%
	乙	1147	梅花点舌丸（片、胶囊）	△	5%
	乙	1148	清喉咽颗粒	△	5%
	乙	1149	清咽润喉丸	△	5%
	乙	1150	清音丸	△	5%
	乙	1151	双料喉风散	△	5%

药品分类代码	药品分类	编号	药品名称	备注	自付比例
		1152	退热清咽颗粒	△	5%
		1153	小儿金翘颗粒		0
		1154	小儿咽扁颗粒		0
		1155	咽立爽口含滴丸	△	5%
		1156	粘膜溃疡散		5%
		1157	珠黄散	△	5%
		1158	喉炎丸		5%
ZF04	牙病				
		1159	齿痛水硼散	△	5%
		1160	丁细牙痛胶囊		5%
		1161	复方牙痛酊		5%
		1162	速效牙痛宁酊	△	5%
		1163	脱牙敏糊剂	△	5%
ZF05	口腔病				
	甲	1164	口腔溃疡散		—
	甲	1165	口炎清颗粒		—
	乙	1166	口腔炎气雾剂(喷雾剂)		5%
	乙	★(1165)	口炎清片(胶囊)		5%
	乙	1167	连芩珍珠滴丸		5%

药品分类代码	药品分类		编号	药品名称	备注	自付比例
ZG	骨伤科用药					
ZG01	活血化瘀剂					
ZG01A		内服药				
		甲	1168	跌打丸		—
		甲	1169	接骨七厘散（丸、片、胶囊）		—
		甲	1170	七厘散（胶囊）		—
		甲	1171	三七伤药片（胶囊、颗粒）		—
		甲	1172	伤科接骨片		—
		甲	1173	云南白药、云南白药片（胶囊）		—
		乙	1174	跌打活血散（胶囊）	△	5%
		乙	★（1168）	跌打片	△	5%
		乙	1175	跌打七厘散（片）		5%
		乙	1176	复方伤痛胶囊		5%
		乙	1177	骨折挫伤胶囊		0
		乙	1178	红药片（胶囊）	△	5%
		乙	1179	龙血竭散（片、胶囊）	△	5%
		乙	1180	沈阳红药、沈阳红药片（胶囊）	△	5%
		乙	1181	愈伤灵胶囊	△	5%
		乙	1182	云南红药胶囊		5%

药品分类代码	药品分类	编号	药品名称	备注	自付比例
	乙	1183	伤科七味片		5%
	乙	1184	伤痛宁胶囊（片）		5%
	乙	1185	跌打红药片		5%
ZG01B	外用药				
	甲	★(1173)	云南白药酊（膏、气雾剂）		—
	乙	★(1178)	红药贴膏（气雾剂）	△	5%
	乙	1186	活血风湿膏	△	5%
	乙	1187	筋骨伤喷雾剂	△	5%
	乙	1188	伤科灵喷雾剂	△	5%
	乙	1189	麝香活血化瘀膏	△	5%
	乙	1190	裤衣镇痛膏	△	5%
	乙	1191	泽肿止痛酊	△	5%
	乙	1192	肿痛气雾剂	△	5%
	乙	1193	筋伤宁湿敷剂		5%
	乙	1194	雪上花搽剂		5%
	乙	1195	元七骨痛酊		5%
	乙	1196	正七镇痛膏		5%
ZG02	活血通络药				
ZG02A	内服药				

药品分类代码	药品分类	编号	药品名称	备注	自付比例
	甲	1197	活血止痛散（片、胶囊）		—
	甲	1198	颈舒颗粒		—
	甲	1199	舒筋活血丸（片、胶囊）		—
	甲	1200	腰痹通胶囊		—
	乙	1201	骨刺宁片（胶囊）	△	5%
	乙	1202	活络丸		5%
	乙	1203	活血舒筋酊	△	5%
	乙	★（1197）	活血止痛软胶囊		5%
	乙	1204	颈复康颗粒	△	0
	乙	1205	颈通颗粒	△	5%
	乙	1206	颈痛颗粒		5%
	乙	1207	扭伤归胶囊		5%
	乙	1208	痛舒片（胶囊）		5%
	乙	1209	痛血康胶囊		5%
	乙	1210	腰痛宁胶囊		0
	乙	1211	洽伤胶囊		5%
	乙	1212	中华跌打丸		5%
	乙	1213	乌金活血止痛片	限工伤保险	—
	乙	1214	安络痛片（胶囊）		5%

药品分类代码	药品分类	编号	药品名称	备注	自付比例
	乙	1215	追风舒经活血片		5%
	乙	1216	散痛舒胶囊（分散片）		5%
	乙	1217	活络消痛胶囊		5%
ZG02B	外用药				
	甲	1218	狗皮膏制剂	◇	—
	乙	1219	跌打万花油	△	0
	乙	1220	复方南星止痛膏	△	0
	乙	1221	骨通贴膏	△	5%
	乙	1222	骨痛灵酊		0
	乙	1223	骨友灵搽剂	△	5%
	乙	1224	骨质宁搽剂	△	5%
	乙	★（1197）	活血止痛膏		5%
	乙	1225	六味祛风活络膏	△	5%
	乙	1226	麝香追风止痛膏	△	5%
	乙	1227	展筋活血散		5%
	乙	1228	镇痛活络酊	△	5%
	乙	1229	正骨水	△	0
	乙	1230	正红花油	△	0
	乙	★（1211）	治伤软膏	△	5%

药品分类代码	药品分类		编号	药品名称	备注	自付比例
		乙	1231	壮骨麝香止痛膏	△	5%
ZG03	补肾壮骨剂					
		甲	1232	骨刺丸（片，胶囊）		—
		甲	1233	仙灵骨葆胶囊	△；限有骨质疏松并导致骨折的临床证据	—
		乙	1234	复方杜仲健骨颗粒	△	5%
		乙	1235	骨康胶囊	△	5%
		乙	1236	骨疏康胶囊（颗粒）		5%
		乙	1237	骨松宝胶囊（颗粒）		5%
		乙	1238	骨仙片		5%
		乙	1239	骨愈灵片（胶囊）		5%
		乙	1240	护骨胶囊	△	5%
		乙	1241	抗骨增生丸（胶囊）	△	0
		乙	★（1241）	抗骨增生片（颗粒）	△	5%
		乙	1242	抗骨质增生丸	△	5%
		乙	1243	龙牡壮骨颗粒	限小儿佝偻病	0
		乙	1244	芪骨胶囊	限女性绝经后骨质疏松症	5%
		乙	1245	强骨胶囊	△	5%
		乙	1246	藤黄健骨片		0

药品分类代码	药品分类	编号	药品名称	备注	自付比例
	乙	★(1246)	藤黄健骨丸(胶囊)		5%
	乙	★(1233)	仙灵骨葆片	△;限有骨质疏松并导致骨折的临床证据	0
	乙	★(1233)	仙灵骨葆颗粒	△;限有骨质疏松并导致骨折的临床证据	5%
	乙	1247	壮骨关节丸(胶囊)	△	5%
	乙	1248	壮骨止痛胶囊	限有原发性骨质疏松的诊断并有骨痛的临床症状	5%
	乙	1249	恒古骨伤愈合剂		5%
	乙	1250	麝香壮骨膏		5%
ZH	皮肤科用药				
	乙	1251	疤痕止痒软化乳膏	△	5%
	乙	1252	白灵片(胶囊)	△	5%
	乙	1253	斑秃丸	△	5%
	乙	1254	除湿止痒软膏	△	5%
	乙	1255	当归苦参丸	△	5%
	乙	1256	肤痒颗粒	△	5%
	乙	1257	复方青黛片(胶囊)		5%
	乙	1258	复方土槿皮酊	△	5%

药品分类代码	药品分类	编号	药品名称	备注	自付比例
	乙	1259	复方紫草油	△	5%
	乙	1260	黑豆馏油软膏		5%
	乙	1261	金蝉止痒胶囊	限荨麻疹	5%
	乙	1262	荆肤止痒颗粒	△	5%
	乙	1263	皮肤康洗液	△	5%
	乙	1264	皮敏消胶囊	△	5%
	乙	1265	润燥止痒胶囊	△	0
	乙	1266	湿毒清片（胶囊）	△	5%
	乙	1267	乌蛇止痒丸		5%
	乙	1268	消风止痒颗粒	△	5%
	乙	1269	消银片（颗粒）	△	0
	乙	★（1269）	消银胶囊		5%
	乙	1270	癣湿药水	△	5%
	乙	1271	鱼鳞病片	△	5%
	乙	1272	补骨脂注射液	限二级及以上医疗机构	20%
ZI	民族药				
ZI01	藏药				
	乙	1273	八味沉香丸		5%
	乙	1274	白脉软膏		5%

药品分类代码	药品分类	编号	药品名称	备注	自付比例
	乙	1275	冰黄肤乐软膏		5%
	乙	1276	常松八味沉香散		5%
	乙	1277	大月晶丸		5%
	乙	1278	二十味沉香丸		5%
	乙	1279	二十味肉豆蔻丸		5%
	乙	1280	二十五味大汤丸		5%
	乙	1281	二十五味儿茶丸		5%
	乙	1282	二十五味驴血丸		5%
	乙	1283	二十五味珊瑚丸(胶囊)		5%
	乙	1284	二十五味松石丸		5%
	乙	1285	二十五味珍珠丸		5%
	乙	1286	洁白丸(胶囊)		5%
	乙	1287	九味牛黄丸		5%
	乙	1288	利舒康胶囊		5%
	乙	1289	流感丸		5%
	乙	1290	六味能消丸(胶囊)		5%
	乙	1291	诺迪康胶囊	△	0
	乙	★(1291)	诺迪康片(颗粒、口服液)	△	5%
	乙	1292	帕朱丸		5%

药品分类代码	药品分类	编号	药品名称	备注	自付比例
	乙	1293	七十味珍珠丸	△	5%
	乙	1294	七味红花殊胜散（丸）		5%
	乙	1295	青鹏膏剂（软膏）		5%
	乙	1296	仁青常觉	△	5%
	乙	1297	仁青芒觉、仁青芒觉胶囊		5%
	乙	1298	如意珍宝丸		5%
	乙	1299	三十五味沉香丸		5%
	乙	1300	珊瑚七十味丸		5%
	乙	1301	十味蒂达胶囊		5%
	乙	1302	十味黑冰片丸		5%
	乙	1303	十味龙胆花胶囊（颗粒）		5%
	乙	1304	十五味沉香丸		5%
	乙	1305	十五味黑药丸		5%
	乙	1306	十五味龙胆花丸		5%
	乙	1307	石榴健胃丸（片、胶囊、散）		5%
	乙	1308	五味麝香丸		5%
	乙	1309	消痛贴膏		0
	乙	1310	雪山金罗汉止痛涂膜剂		5%
	乙	1311	智托洁白丸		5%

药品分类代码	药品分类	编号	药品名称	备注	自付比例
	乙	1312	坐珠达西		5%
ZI02	蒙药				
	乙	1313	阿拉坦五味丸		5%
	乙	1314	安神补心六味丸	△	5%
	乙	1315	巴特日七味丸		5%
	乙	1316	大黄三味片		5%
	乙	1317	风湿二十五味丸		5%
	乙	1318	寒水石二十一味散		5%
	乙	1319	红花清肝十三味丸		5%
	乙	1320	黄柏八味片		5%
	乙	1321	吉祥安坤丸		5%
	乙	1322	六味安消散（胶囊）		0
	乙	★（1322）	六味安消片		5%
	乙	1323	那如三味丸		5%
	乙	1324	暖宫七味丸（散）		5%
	乙	1325	清感九味丸		5%
	乙	1326	清热八味丸（散、胶囊）		5%
	乙	1327	清心沉香八味丸（散）		5%
	乙	1328	肉蔻五味丸		5%

药品分类代码	药品分类	编号	药品名称	备注	自付比例
	乙	1329	扫日劳清肺止咳胶囊		5%
	乙	1330	四味土木香散		5%
	乙	1331	调元大补二十五味汤散		5%
	乙	1332	外用遗疡散		5%
	乙	1333	乌兰十三味汤散		5%
	乙	1334	消积洁白丸		5%
	乙	1335	小儿石蔻散		0
	乙	1336	益肾十七味丸		5%
	乙	1337	扎冲十三味丸		5%
	乙	1338	珍宝丸		5%
	乙	1339	珍珠通络丸		5%
	乙	1340	沙棘颗粒		5%
	乙	1341	协日嘎四味汤胶囊		5%
ZI03	维药				
	乙	1342	阿娜尔妇洁液		5%
	乙	1343	爱维心口服液		5%
	乙	1344	百癣夏塔热片（胶囊）		5%
	乙	1345	复方高滋斑片		5%
	乙	1346	复方卡力孜然酊		5%

药品分类代码	药品分类	编号	药品名称	备注	自付比例
	乙	1347	复方木尼孜其颗粒		5%
	乙	1348	寒喘祖帕颗粒		0
	乙	1349	护肝布祖热颗粒		5%
	乙	1350	健心合米尔高滋斑安比热片		5%
	乙	1351	罗补甫克比日丸	△	5%
	乙	1352	玛木然止泻胶囊		5%
	乙	1353	玫瑰花口服液		5%
	乙	1354	尿通卡克乃其片		5%
	乙	1355	清热卡森颗粒		5%
	乙	1356	石榴补血糖浆		5%
	乙	1357	通滞苏润江片（胶囊）		5%
	乙	1358	西帕依固龈液		5%
	乙	1359	炎消迪娜儿糖浆		5%
	乙	1360	养心达瓦依米克丙克蜜膏		5%
	乙	1361	益心巴迪然吉布亚颗粒		5%
	乙	1362	祖卡木颗粒		0
	乙	1363	苍辛气雾剂		5%

三、中药饮片部分

（一）单味或复方均不支付费用的中药饮片及药材

白糖参、朝鲜红参、玳瑁、冬虫夏草、蜂蜜、蛤蚧、狗宝、海龙、海马、红参、猴枣、琥珀、灵芝、羚羊角尖粉、鹿茸、马宝、玛瑙、牛黄、珊瑚、麝香、西红花、西洋参、血竭、燕窝、野山参、移山参、珍珠（粉）、紫河车。

各种动物脏器（鸡内金除外）和胎、鞭、尾、筋、骨。

（二）单味使用不予支付费用的中药饮片及药材

阿胶、阿胶珠、八角茴香、白果、白芷、百合、鳖甲、鳖甲胶、薄荷、莱菔子、陈皮、赤小豆、川贝母、代代花、淡豆豉、淡竹叶、当归、党参、刀豆、丁香、榧子、佛手、茯苓、蝮蛇、甘草、高良姜、葛根、枸杞子、龟甲、龟甲胶、广藿香、何首乌、荷叶、黑芝麻、红花、胡椒、花椒、黄芥子、黄芪、火麻仁、核桃仁、胡桃仁、姜（生姜、干姜）、金钱白花蛇、金银花、橘红、菊花、菊苣、决明子、昆布、莲子、芦荟、鹿角胶、绿豆、罗汉果、龙眼肉、马齿苋、麦芽、牡蛎、南瓜子、胖大海、蒲公英、蕲蛇、芡实、青果、全蝎、肉苁蓉、肉豆蔻、肉桂、山楂、桑椹、桑叶、沙棘、砂仁、山药、生晒参、石斛、酸枣仁、天麻、甜杏仁、乌梅、乌梢蛇、鲜白茅根、鲜芦根、香薷、香橼、小茴香、薤白、饴糖、益智、薏苡仁、罂粟壳、余甘子、鱼腥草、玉竹、郁李仁、枣（大枣、酸枣、黑枣）、栀子、紫苏。

注：本目录所列药品均包括生药及炮制后的药材及饮片。

索　引

一、西药中文药名拼音索引

A

阿苯达唑　颗粒剂　135

阿苯达唑　口服常释剂型　134

阿比特龙　口服常释剂型　98

阿达帕林　凝胶剂　53

阿德福韦酯　口服常释剂型　83

阿伐斯汀　口服常释剂型　142

阿法骨化醇　口服常释剂型　16

阿夫唑嗪　口服常释剂型、缓释控释剂型　60

阿戈美拉汀　口服常释剂型　127

阿格列汀　口服常释剂型　15

阿加曲班　注射剂　23

阿卡波糖　咀嚼片　15

阿卡波糖　口服常释剂型　14

阿立哌唑　口服常释剂型、口腔崩解片　124

阿利吉仑　口服常释剂型　47

阿利沙坦酯　口服常释剂型　46

阿仑膦酸钠　口服常释剂型　110

阿罗洛尔　口服常释剂型　43

阿洛西林　注射剂　65

阿米卡星　滴眼剂　145

阿米卡星　注射剂　73

阿米洛利　口服常释剂型　39

阿米替林　口服常释剂型　126

阿莫罗芬　软膏剂　48

阿莫西林　口服常释剂型　64

阿莫西林　口服液体剂、颗粒剂　65

阿莫西林　注射剂　65

阿莫西林克拉维酸　咀嚼片　66

阿莫西林克拉维酸　口服常释剂型、口服液体剂、颗粒剂　66

阿莫西林克拉维酸　注射剂　66

阿莫西林舒巴坦　注射剂　66

阿那曲唑　口服常释剂型　98

阿哌沙班　口服常释剂型　23

阿帕替尼　口服常释剂型　95

阿扑吗啡　注射剂　121

阿普唑仑　口服常释剂型　125

阿奇霉素　口服常释剂型、颗粒剂　71

阿奇霉素　口服液体剂　71

阿奇霉素　注射剂　71

阿曲库铵　注射剂　109

阿柔比星　注射剂　91

阿司匹林　缓释控释剂型、肠溶缓释片　21

阿司匹林　口服常释剂型　20

阿糖胞苷　注射剂　89

阿糖腺苷　注射剂　82

阿替洛尔　口服常释剂型　42

阿替普酶　注射剂　22

阿托伐他汀　口服常释剂型　47

阿托品　口服常释剂型　5

阿托品　眼膏剂、滴眼剂　147

阿托品　眼用凝胶剂　147

阿托品　注射剂　5

阿维A　口服常释剂型　50

阿魏酸钠　口服常释剂型　40

阿魏酸钠　注射剂　41

阿魏酸哌嗪　口服常释剂型　23

阿昔洛韦　滴眼剂　144

阿昔洛韦　颗粒剂　82

阿昔洛韦　口服常释剂型　82

阿昔洛韦　凝胶剂　50

阿昔洛韦　软膏剂　50

阿昔洛韦　注射剂　82

阿昔莫司　口服常释剂型　47

阿扎司琼　注射剂　6

埃克替尼　口服常释剂型　94

埃索美拉唑（艾司奥美拉唑）　口服常释剂型　2

埃索美拉唑（艾司奥美拉唑）　注射剂　2

艾拉莫德　口服常释剂型　108

艾普拉唑　口服常释剂型　3

艾瑞昔布　口服常释剂型　107

艾司洛尔　注射剂　42

艾司西酞普兰　口服常释剂型　127

艾司唑仑　口服常释剂型　125

艾司唑仑　注射剂　126

爱普列特　口服常释剂型　60

安吖啶　注射剂　96

安非他酮　口服常释剂型、缓释控释剂型　128

安络痛　口服常释剂型　132

安乃近　滴鼻剂　116

安乃近　口服常释剂型　116

桉柠蒎　口服常释剂型　139

氨苯蝶啶　口服常释剂型　39

氨苯砜　口服常释剂型　81

氨苄西林　口服常释剂型、颗粒剂　65

氨苄西林　注射剂　65

氨苄西林舒巴坦　注射剂　66

氨茶碱　口服常释剂型、缓释控释剂型　138

氨茶碱　注射剂　138

氨酚待因Ⅰ（Ⅱ）　口服常释剂型　114

氨酚羟考酮　口服常释剂型　117

氨酚曲马多　口服常释剂型　115

氨酚双氢可待因　口服常释剂型　114

氨磺必利　口服常释剂型　124

氨基己酸　口服常释剂型　24

氨基己酸　注射剂　24

氨基己酸氯化钠　注射剂　24

氨基葡萄糖　口服常释剂型　108

氨基酸　注射剂　31

氨甲苯酸　口服常释剂型　24

氨甲苯酸　注射剂　24

氨甲苯酸氯化钠　注射剂　24

氨甲苯酸葡萄糖　注射剂　24

氨甲环酸　口服常释剂型　24

氨甲环酸　注射剂　24

氨甲环酸氯化钠　注射剂　24

氨磷汀　注射剂　153

氨鲁米特　口服常释剂型　98

氨氯地平　口服常释剂型　43

氨氯地平阿托伐他汀钙　口服常释剂型　43

氨氯地平贝那普利Ⅰ（Ⅱ）　口服常释剂型　45

氨曲南　注射剂　69

氨肽素　口服常释剂型　101

氨糖美辛　口服常释剂型　105

氨溴索　颗粒剂　140

氨溴索　口服常释剂型、口服液体剂　139

氨溴索　注射剂　140

胺碘酮　口服常释剂型　34

胺碘酮　注射剂　34

昂丹司琼　口服常释剂型　6

昂丹司琼　汪射剂　6

奥氮平　口服常释剂型　123

奥卡西平　口服常释剂型、口服液体剂　119

奥拉米特　口服常释剂型　9

奥拉西坦　口服常释剂型　129

奥拉西坦　注射剂　129

奥洛他定　滴眼剂　147

奥洛他定　口服常释剂型　136

奥美拉唑　口服常释剂型　2

奥美拉唑　注射剂　3

奥美拉唑碳酸氢钠　口服常释剂型　3

奥美沙坦酯　口服常释剂型　45

奥美沙坦酯氢氯噻嗪　口服常释剂型　46

奥曲肽　注射剂　61

奥沙利铂　注射剂　92

奥沙西泮　口服常释剂型　125

奥司他韦　口服常释剂型、颗粒剂　84

奥昔布宁　口服常释剂型、缓释控释
剂型　59

奥硝唑　注射剂　76

奥硝唑氯化钠　注射剂　76

奥硝唑葡萄糖　注射剂　76

奥硝唑　口服常释剂型　133

奥扎格雷　注射剂　23

B

巴利昔单抗　注射剂　104

巴氯芬　口服常释剂型　109

巴曲酶　注射剂　25

白喉抗毒素　注射剂　85

白眉蛇毒血凝酶　注射剂　25

白芍总苷　口服常释剂型　108

白消安　口服常释剂型　87

白消安　注射剂　87

班布特罗　口服常释剂型　137

班布特罗　口服液体剂、颗粒剂　137

斑蝥酸钠维生素 B_6　注射剂　91

半胱氨酸　注射剂　139

包醛氧淀粉　口服散剂　59

胞磷胆碱　口服常释剂型　131

胞磷胆碱(胞二磷胆碱)　注射剂　131

贝伐珠单抗　注射剂　93

贝美格　注射剂　143

贝美前列素　滴眼剂　146

贝美素噻吗洛尔　滴眼剂　146

贝那普利　口服常释剂型　45

贝那普利氢氯噻嗪　口服常释剂型　45

贝尼地平　口服常释剂型　43

贝前列素　口服常释剂型　21

贝他斯汀　口服常释剂型　142

倍氯米松　软膏剂　51

倍氯米松　吸入剂、粉雾剂　136

倍氯米松福莫特罗　气雾剂　136

倍他洛尔　滴眼剂　146

倍他米松　口服常释剂型　62

倍他米松　吸入剂　62

倍他米松　注射剂　62

倍他司汀　口服常释剂型　130

倍他司汀　注射剂　130

苯巴比妥　口服常释剂型　118

苯巴比妥　注射剂　118

苯丙醇　口服常释剂型　7

苯丙哌林　口服常释剂型、口服液
体剂　141

苯丙酸诺龙　注射剂　19

苯丁酸氮芥　口服常释剂型　87

苯海拉明　口服常释剂型　141

苯海拉明　注射剂　141

苯海索　口服常释剂型　120

苯磺顺阿曲库铵　注射剂　109

苯甲酸　软膏剂　52

苯甲酸雌二醇　注射剂　57

苯妥英钠　口服常释剂型　118

苯妥英钠　注射剂　119

苯溴马隆　口服常释剂型　110

苯扎贝特　口服常释剂型　47

苯扎氯铵　贴剂　53

苯唑西林　口服常释剂型　65

苯唑西林　注射剂　65

比阿培南　注射剂　69

比卡鲁胺　口服常释剂型　99

比索洛尔　口服常释剂型　42

吡贝地尔　缓释控释剂型　121

吡非尼酮　口服常释剂型　105

吡格列酮　口服常释剂型　15

吡格列酮二甲双胍　口服常释剂型　14

吡喹酮　口服常释剂型　134

吡拉西坦　注射剂　131

吡拉西坦(乙酰胺吡咯烷酮)　口服常释
剂型　131

吡硫醇　注射剂　128

吡罗昔康　口服常释剂型、缓释控释
剂型　106

吡美莫司　软膏剂　54

吡哌酸　口服常释剂型　74

吡嗪酰胺　口服常释剂型　81
吡柔比星　注射剂　91
苄星青霉素　注射剂　65
标准桃金娘油　口服常释剂型　140
表柔比星　注射剂　92
别嘌醇　缓释控释剂型　110
别嘌醇　口服常释剂型　110
丙氨瑞林　注射剂　98
丙氨酰谷氨酰胺　注射剂　32
丙吡胺　口服常释剂型　34
丙泊酚　注射剂　112
丙泊酚中/长链脂肪乳　注射剂　112
丙磺舒　口服常释剂型　110
丙卡巴肼　口服常释剂型　92
丙卡特罗　口服常释剂型、口服液体剂、
　　颗粒剂　138
丙硫氧嘧啶　口服常释剂型　63
丙硫异烟胺　口服常释剂型　81
丙米嗪　口服常释剂型　126
丙酸睾酮　注射剂　57
丙酸氯倍他索　软膏剂　52
丙戊酸镁　缓释控释剂型　119
丙戊酸镁　口服常释剂型　119
丙戊酸钠　口服常释剂型　119
丙戊酸钠　口服液体剂、缓释控释
　　剂型　119
丙戊酸钠　注射剂　119
玻璃酸钠　滴眼剂　148
玻璃酸钠　注射剂　111
伯氨喹　口服常释剂型　133
泊沙康唑　口服液体剂　78
博来霉素　注射剂　92
薄芝糖肽　注射剂　132
补液盐Ⅰ（Ⅱ、Ⅲ）　口服散剂　11
布比卡因　注射剂　113
布地奈德　吸入剂、粉雾剂　136
布地奈德福莫特罗　吸入剂　137
布桂嗪　口服常释剂型　115
布桂嗪　注射剂　116
布林佐胺　滴眼剂　146

布林佐胺噻吗洛尔　滴眼剂　147
布洛芬　口服常释剂型　106
布洛芬　口服液体剂、缓释控释剂型、
　　颗粒剂　106
布洛芬　乳膏剂　106
布美他尼　口服常释剂型　39
布美他尼　注射剂　39
布氏菌素　注射剂　153
布替萘芬　软膏剂　48
布托啡诺　注射剂　115

C

草分枝杆菌 F.U.36　注射剂　101
草木犀流浸液　口服常释剂型　41
草乌甲素　口服常释剂型　108
草乌甲素　口服液体剂　91
茶苯海明　口服常释剂型　142
茶碱　口服常释剂型、缓释控释剂型　138
长春地辛　注射剂　90
长春碱　注射剂　90
长春瑞滨　口服常释剂型　90
长春瑞滨　注射剂　90
长春西汀　口服常释剂型　132
长春西汀　注射剂　132
长春新碱　注射剂　90
长效胰岛素类似物　注射剂　14
肠内营养剂　153
重组改构人肿瘤坏死因子　注射剂　97
重组链激酶　注射剂　22
重组牛碱性成纤维细胞生长因子
　　滴眼剂　149
重组牛碱性成纤维细胞生长因子
　　外用冻干制剂　49
重组牛碱性成纤维细胞生长因子
　　眼用凝胶　149
重组人Ⅱ型肿瘤坏死因子受体－抗体融合蛋
　　白　注射剂　103
重组人白介素－11　注射剂　101
重组人白介素－11（Ⅰ）　注射剂　101
重组人白介素－11（酵母）　注射剂　101

重组人白介素-2 注射剂 101
重组人白介素-2(Ⅰ) 注射剂 101
重组人白介素-2(125Ala) 注射剂 101
重组人白介素-2(125Ser) 注射剂 101
重组人表皮生长因子 滴眼剂 149
重组人表皮生长因子(酵母) 滴眼剂 149
重组人表皮生长因子 外用液体剂、外用冻
  干制剂、吸入剂 49
重组人表皮生长因子Ⅰ 外用液体剂 50
重组人表皮生长因子(酵母) 凝胶剂 49
重组人促红素-β(CHO细胞) 注射剂 28
重组人促红素(CHO细胞) 注射剂 28
重组人干扰素α1b 注射剂 100
重组人干扰素α2a 注射剂 100
重组人干扰素α2a(酵母) 注射剂 100
重组人干扰素α2b 注射剂 100
重组人干扰素α2b(假单胞菌) 注射剂 100
重组人干扰素α2b(酵母) 注射剂 100
重组人干扰素β-1b 注射剂 99
重组人碱性成纤维细胞生长因子 滴眼剂
  149
重组人碱性成纤维细胞生长因子 外用冻干
  制剂 50
重组人粒细胞刺激因子 注射剂 99
重组人粒细胞刺激因子(CHO细胞)
  注射剂 99
重组人粒细胞巨噬细胞刺激因子
  注射剂 99
重组人脑利钠肽 注射剂 36
重组人尿激酶原 注射剂 22
重组人凝血因子Ⅸ 注射剂 26
重组人凝血因子Ⅶa 注射剂 26
重组人凝血因子Ⅷ 注射剂 26
重组人生长激素 注射剂 60
重组人酸性成纤维细胞生长因子 外用冻干
  制剂 50
重组人血管内皮抑制素 注射剂 97
重组人血小板生成素 注射剂 26
重组人胰岛素 注射剂 13
川芎嗪 注射剂 38

垂体后叶 吸入剂 61
垂体后叶 注射剂 60
雌二醇 凝胶剂 57
雌莫司汀 口服常释剂型 96
促肝细胞生长素 口服常释剂型 8
促肝细胞生长素 注射剂 7
促皮质素 注射剂 60
醋氨苯砜 注射剂 81
醋甲唑胺 口服常释剂型 146
醋氯芬酸 口服常释剂型 105
醋酸钙 口服常释剂型 18
醋酸钠林格 注射剂 32

D

达比加群酯 口服常释剂型 23
达肝素钠 注射剂 20
达格列净 口服常释剂型 16
达卡巴嗪 注射剂 88
达克罗宁 胶浆剂 114
达那唑 口服常释剂型 59
达沙替尼 口服常释剂型 94
达托霉素 注射剂 77
大观霉素 注射剂 77
大黄碳酸氢钠 口服常释剂型 1
大蒜素 口服常释剂型 77
大蒜素 注射剂 77
丹参川芎嗪 注射剂 38
丹参酮ⅡA 注射剂 36
单唾液酸四己糖神经节苷脂 注射剂 132
单硝酸异山梨酯 口服常释剂型 35
单硝酸异山梨酯 注射剂 36
单硝酸异山梨酯(Ⅰ、Ⅱ、Ⅲ、Ⅳ) 缓释控释
  剂型 36
胆维丁 口服乳剂 110
胆影葡胺 注射剂 154
氮䓬斯汀 滴眼剂 147
氮䓬斯汀 吸入剂 136
氮甲 口服常释剂型 88
氮芥 注射剂 87
锝[99mTc]二巯丁二酸盐 注射剂 156

锝［99mTc］聚合白蛋白　注射剂　156

锝［99mTc］喷替酸盐　注射剂　156

锝［99mTc］双半胱氨酸　注射剂　156

锝［99mTc］亚甲基二膦酸盐　注射剂　156

锝［99mTc］依替菲宁　注射剂　156

低分子肝素　注射剂　20

低精蛋白锌胰岛素　注射剂　13

地奥司明　口服常释剂型　41

地巴唑　口服常释剂型　37

地蒽酚　软膏剂　50

地尔硫䓬　缓释控释剂型　44

地尔硫䓬（Ⅱ）　缓释控释剂型　44

地尔硫䓬　口服常释剂型　44

地尔硫䓬　注射剂　44

地芬尼多　口服常释剂型　130

地氟烷　溶液剂　112

地高辛　口服常释剂型　33

地高辛　口服液体剂　34

地高辛　注射剂　33

地红霉素　口服常释剂型　71

地氯雷他定　口服常释剂型、
口服液体剂　142

地奈德　软膏剂　52

地诺前列酮　栓剂　56

地屈孕酮　口服常释剂型　58

地塞米松　注射剂　61

地塞米松棕榈酸酯　注射剂　61

地塞米松磷酸钠　注射剂　61

地塞米松　滴眼剂　145

地塞米松　口服常释剂型　61

地塞米松　软膏剂　52

地西泮　口服常释剂型　125

地西泮　贴剂　125

地西泮　注射剂　125

地西他滨　注射剂　89

地衣芽孢杆菌活菌　颗粒剂　11

地衣芽孢杆菌活菌　口服常释剂型　11

地佐辛　注射剂　116

颠茄　口服常释剂型、口服液体剂　5

碘［125I］密封籽源　放射密封籽源　156

碘［131I］化钠　口服溶液剂　156

碘苯酯　注射剂　154

碘比醇　注射剂　155

碘酊　外用液体剂　53

碘番酸　口服常释剂型　155

碘佛醇　注射剂　155

碘海醇　注射剂　155

碘化油　注射剂　155

碘解磷定　注射剂　150

碘克沙醇　注射剂　155

碘美普尔　注射剂　155

碘帕醇　注射剂　155

碘普罗胺　注射剂　155

碘曲仑　注射剂　155

碘塞罗宁　口服常释剂型　63

碘他拉葡甲胺　注射剂　155

丁苯羟酸　软膏剂　54

丁苯酞　口服常释剂型　131

丁苯酞氯化钠　注射剂　131

丁丙诺啡　透皮贴剂　116

丁卡因　口服液体剂、溶液剂　113

丁卡因　凝胶剂　113

丁卡因　注射剂　113

丁螺环酮　口服常释剂型　125

丁酸氢化可的松　软膏剂　52

丁溴东莨菪碱　口服常释剂型　5

丁溴东莨菪碱　注射剂　5

东莨菪碱　口服常释剂型　5

东莨菪碱　眼膏剂　147

东莨菪碱　注射剂　5

动物骨多肽制剂　注射剂　111

动物源长效胰岛素　注射剂　13

动物源短效胰岛素　注射剂　13

动物源预混胰岛素　注射剂　13

动物源中效胰岛素　注射剂　13

毒毛花苷K　注射剂　33

度洛西汀　口服常释剂型　127

短效胰岛素类似物　注射剂　13

对氨基水杨酸钠　口服常释剂型　80

对氨基水杨酸钠　注射剂　80

对乙酰氨基酚　缓释控释剂型　117

对乙酰氨基酚　口服常释剂型、颗粒剂　117

对乙酰氨基酚　口服液体剂　117

对乙酰氨基酚　栓剂　117

多巴胺　注射剂　34

多巴酚丁胺　注射剂　34

多巴丝肼　缓释控释剂型　120

多巴丝肼　口服常释剂型　120

多价气性坏疽抗毒素　注射剂　85

多库酯钠　口服常释剂型　9

多拉司琼　注射剂　6

多奈哌齐　口服常释剂型　129

多奈哌齐　口腔崩解片　129

多潘立酮　口服常释剂型　5

多潘立酮　口服液体剂　5

多潘立酮　栓剂　5

多柔比星　注射剂　91

多塞平　口服常释剂型　126

多塞平　乳膏剂　54

多沙普仑　注射剂　143

多沙唑嗪　口服常释剂型、缓释控释
　剂型　38

多索茶碱　口服常释剂型　139

多索茶碱　注射剂　139

多糖铁复合物　口服常释剂型　27

多维铁　口服液体剂　27

多西环素　口服常释剂型　64

多西环素　注射剂　64

多西他赛　注射剂　90

多烯磷脂酰胆碱　口服常释剂型　7

多烯磷脂酰胆碱　注射剂　7

多粘菌素 B（多粘菌素）　注射剂　75

多种微量元素（Ⅰ、Ⅱ）　注射剂　154

多种维生素（12）（12 种复合维生素）
　注射剂　31

E

厄贝沙坦　口服常释剂型、缓释控释
　剂型　46

厄贝沙坦氢氯噻嗪　口服常释剂型　46

厄洛替尼　口服常释剂型　94

厄他培南　注射剂　69

恩夫韦肽　注射剂　83

恩氟烷　液体剂　111

恩曲他滨　口服常释剂型　83

恩曲他滨替诺福韦　口服常释剂型　83

恩他卡朋　口服常释剂型　121

恩替卡韦　口服常释剂型　83

二甲弗林　注射剂　143

二甲硅油　口服常释剂型、口服散剂　4

二甲双胍　缓释控释剂型　14

二甲双胍　口服常释剂型　14

二硫化硒　外用液体剂　48

二羟丙茶碱　口服常释剂型　139

二羟丙茶碱　注射剂　139

二氢麦角碱　口服常释剂型、缓释控释
　剂型　40

二巯丙醇　注射剂　151

二巯丙磺钠　注射剂　151

二巯丁二钠　注射剂　151

二巯丁二酸　口服常释剂型　151

二维亚铁　颗粒剂　27

二氧丙嗪　口服常释剂型　140

二乙基二硫代氨基甲酸钠　注射剂　151

F

伐昔洛韦　口服常释剂型　82

法罗培南　口服常释剂型　70

法莫替丁　口服常释剂型　2

法莫替丁　注射剂　2

法舒地尔　注射剂　40

泛昔洛韦　口服常释剂型　82

泛昔洛韦　注射剂　82

泛影葡胺　注射剂　155

泛影酸钠　注射剂　155

放线菌素 D　注射剂　91

非布司他　口服常释剂型　110

非洛地平　口服常释剂型、缓释控释
　剂型　43

非洛地平Ⅱ　缓释控释剂型　43

非那吡啶　口服常释剂型　59

非那雄胺　口服常释剂型　60

非诺贝特(Ⅱ、Ⅲ)　口服常释剂型　47

芬太尼　贴剂　115

芬太尼　注射剂　112

酚苄明　口服常释剂型　40

酚苄明　注射剂　40

酚磺乙胺　注射剂　25

酚酞　口服常释剂型　9

酚妥拉明　注射剂　40

粉尘螨　口服液体剂　150

奋乃静　口服常释剂型　122

奋乃静　注射剂　122

夫西地酸　软膏剂　50

夫西地酸　注射剂　75

呋麻　滴鼻剂　135

呋喃妥因　口服常释剂型　77

呋喃唑酮　口服常释剂型　77

呋塞米　口服常释剂型　39

呋塞米　注射剂　39

伏格列波糖　口服常释剂型　15

伏立康唑　口服常释剂型、口服液
　　体剂　79

伏立康唑　注射剂　79

氟胞嘧啶　口服常释剂型　80

氟胞嘧啶　注射剂　80

氟比洛芬　贴膏剂、巴布膏剂、凝胶贴
　　膏剂　106

氟比洛芬酯　注射剂　106

氟达拉滨　口服常释剂型　88

氟达拉滨　注射剂　88

氟伐他汀　口服常释剂型、缓释控释
　　剂型　47

氟芬那酸　口服常释剂型　107

氟芬那酸丁酯　软膏剂　54

氟奋乃静　口服常释剂型　122

氟奋乃静　注射剂　122

氟伏沙明　口服常释剂型　127

氟桂利嗪　口服常释剂型　130

氟甲松龙　滴眼剂　145

氟康唑　注射剂　79

氟康唑氯化钠　注射剂　79

氟康唑葡萄糖　注射剂　79

氟康唑　滴眼剂　144

氟康唑　颗粒剂　79

氟康唑　口服常释剂型　78

氟罗沙星　注射剂　74

氟马西尼　注射剂　151

氟米龙　滴眼剂　145

氟尿嘧啶　口服常释剂型　89

氟尿嘧啶　口服液体剂　89

氟尿嘧啶　软膏剂　50

氟尿嘧啶　植入剂　89

氟尿嘧啶　注射剂　89

氟尿嘧啶氯化钠　注射剂　89

氟尿嘧啶葡萄糖　注射剂　89

氟哌啶醇　口服常释剂型　122

氟哌啶醇　注射剂　122

氟哌利多　注射剂　122

氟哌噻吨　口服常释剂型　122

氟哌噻吨　注射剂　122

氟哌噻吨美利曲辛　口服常释剂型　129

氟轻松　软膏剂　51

氟他胺　口服常释剂型　99

氟替卡松　吸入剂、粉雾剂　136

氟维司群　注射剂　98

氟西汀　口服常释剂型　127

福多司坦　口服常释剂型　140

福莫司汀　注射剂　87

福莫特罗　吸入剂　137

福辛普利　口服常释剂型　45

辅酶A　注射剂　154

辅酶Q_{10}　注射剂　154

复方α－酮酸　口服常释剂型　154

复方阿嗪米特　口服常释剂型　12

复方阿司匹林　口服常释剂型　116

复方阿替卡因　注射剂　113

复方安息香酊　外用液体剂　48

复方氨酚愈敏　口服液体剂　117

复方氨基比林　注射剂　117

复方氨基酸　注射剂　　30

复方氨基酸(20AA)　注射剂　　30

复方氨基酸(15AA)　注射剂　　30

复方氨基酸(18AA‒Ⅶ、18B)
　　注射剂　　30

复方氨基酸(18AA、18AA‒Ⅰ、18AA‒Ⅱ、
　　18AA‒Ⅲ、18AA‒Ⅴ)　注射剂　　29

复方氨基酸(3AA)　注射剂　　30

复方氨基酸(6AA)　注射剂　　30

复方氨基酸(9AA)　注射剂　　30

复方倍他米松　注射剂　　62

复方丙谷胺　口服常释剂型　　4

复方布洛芬　口服常释剂型　　107

复方茶碱　口服常释剂型　　139

复方川芎吲哚美辛　口服常释剂型　　106

复方醋酸曲安奈德　滴耳剂　　150

复方地芬诺酯　口服常释剂型　　11

复方地塞米松　软膏剂　　52

复方碘溶液　口服液体剂　　63

复方独活吲哚美辛　口服常释剂型　　106

复方对乙酰氨基酚　口服常释剂型　　117

复方多粘菌素B　软膏剂　　50

复方莪术油　栓剂　　55

复方二氯醋酸二异丙胺　口服常释
　　剂型　　8

复方二氯醋酸二异丙胺　注射剂　　8

复方泛影葡胺　注射剂　　155

复方甘草　口服常释剂型、口服液体剂　　141

复方甘草甜素(复方甘草酸苷)　口服常释
　　剂型　　7

复方甘草甜素(复方甘草酸苷)　注射剂　　7

复方甘油　注射剂　　32

复方谷氨酰胺　口服常释剂型　　20

复方磺胺甲噁唑　口服常释剂型　　70

复方磺胺甲噁唑　注射剂　　71

复方磺胺嘧啶锌　凝胶剂　　51

复方甲硝唑(甲硝维参)　阴道泡腾片、
　　栓剂　　55

复方甲氧那明　口服常释剂型　　138

复方角菜酸酯　栓剂、乳膏剂　　41

复方聚乙二醇电解质Ⅰ(Ⅱ、Ⅲ、Ⅳ)　口服
　　散剂　　9

复方卡托普利　口服常释剂型　　45

复方利血平　口服常释剂型　　38

复方利血平氨苯蝶啶　口服常释剂型　　38

复方联苯双酯　口服常释剂型　　9

复方磷酸可待因　溶液剂　　141

复方硫酸亚铁叶酸　口服常释剂型　　27

复方铝酸铋　颗粒剂　　1

复方氯化钠　注射剂　　31

复方氯解磷定　注射剂　　152

复方氯唑沙宗　口服常释剂型　　109

复方诺氟沙星　滴鼻剂　　136

复方硼砂　外用液体剂　　1

复方七叶皂苷　凝胶剂　　109

复方羟甲唑啉　吸入剂　　135

复方氢氧化铝　口服常释剂型　　1

复方曲安缩松　软膏剂、贴膏剂　　52

复方乳酸钠葡萄糖　注射剂　　31

复方双氯芬酸　注射剂　　105

复方水杨酸　外用液体剂　　49

复方土槿皮　外用液体剂　　48

复方托吡卡胺　滴眼剂　　147

复方锌铁钙　口服液体剂　　19

复方盐酸氯丙嗪　注射剂　　121

复方异丙托溴铵　吸入剂　　137

复方樟脑　口服液体剂　　141

复合磷酸氢钾　注射剂　　18

复合维生素B　口服常释剂型　　16

富马酸亚铁　口服常释剂型、口服液体剂、
　　颗粒剂、咀嚼片　　27

腹膜透析液　注射剂　　32

G

钆贝葡胺　注射剂　　156

钆喷酸葡胺　注射剂　　156

钆双胺　注射剂　　156

钆特酸葡胺　注射剂　　156

干酵母　口服常释剂型　　12

甘氨双唑钠　注射剂　　97

甘草酸单铵半胱氨酸氯化钠　注射剂　9

甘草酸二铵　口服常释剂型　7

甘草酸二铵　注射剂　7

甘草锌　口服常释剂型、颗粒剂　19

甘露醇　冲洗剂　33

甘露醇　注射剂　32

甘露聚糖肽　注射剂　102

甘油　栓剂、灌肠剂　10

甘油果糖　注射剂　32

甘油果糖氯化钠　注射剂　32

甘油磷酸钠　注射剂　33

肝水解肽　注射剂　154

肝素　封管液　20

肝素　乳膏剂　41

肝素　注射剂　20

高锰酸钾　片剂、局部用散剂　52

高三尖杉酯碱　注射剂　91

高三尖杉酯碱氯化钠　注射剂　91

高血糖素　注射剂　63

戈那瑞林　注射剂　98

戈舍瑞林　口服常释剂型、缓释植

　入剂　98

格拉司琼　口服常释剂型　6

格拉司琼　注射剂　6

格列本脲　口服常释剂型　14

格列吡嗪　缓释控释剂型　14

格列吡嗪　口服常释剂型　14

格列喹酮　口服常释剂型　14

格列美脲　口服常释剂型　14

格列齐特　缓释控释剂型　14

格列齐特、格列齐特Ⅱ　口服常释剂型　14

葛根素　注射剂　36

更昔洛韦　口服常释剂型　82

更昔洛韦　眼用凝胶　144

更昔洛韦　注射剂　82

谷胱甘肽　口服常释剂型　7

谷维素　口服常释剂型　131

骨化三醇　口服常释剂型　17

骨化三醇　注射剂　17

鲑降钙素　吸入剂　63

鲑降钙素　注射剂　63

鬼臼毒素　外用液体剂、软膏剂　51

癸氟奋乃静　注射剂　122

桂利嗪　口服常释剂型　130

桂哌齐特　注射剂　40

果糖　注射剂　31

果糖二磷酸钠　注射剂　36

果糖氯化钠　注射剂　31

过氧苯甲酰　软膏剂、凝胶剂　53

过氧化氢　溶液剂　52

H

哈西奈德　外用液体剂、软膏剂　52

汉防己甲素　口服常释剂型　108

汉防己甲素　注射剂　108

蒿甲醚　口服常释剂型　133

核糖核酸　注射剂　9

核糖核酸（Ⅰ、Ⅱ、Ⅲ）　注射剂　9

红霉素　口服常释剂型　71

红霉素　软膏剂　53

红霉素　眼膏剂　144

红霉素　注射剂　71

后马托品　眼膏剂　147

琥珀酸亚铁　缓释控释剂型、颗粒剂　27

琥珀酸亚铁　口服常释剂型　27

琥珀酰明胶　注射剂　29

琥乙红霉素　口服常释剂型、颗粒剂　71

华法林　口服常释剂型　20

还原型谷胱甘肽　注射剂　7

环孢素　滴眼剂　149

环孢素　口服常释剂型、口服液体剂　104

环孢素　注射剂　104

环吡酮胺　软膏剂　48

环丙沙星　滴耳剂　150

环丙沙星　口服常释剂型　73

环丙沙星　凝胶剂　51

环丙沙星　软膏剂　48

环丙沙星　眼膏剂、滴眼剂　144

环丙沙星　注射剂　73

环丙沙星葡萄糖　注射剂　74

环丙沙星氯化钠　注射剂　74
环磷酰胺　口服常释剂型　87
环磷酰胺　注射剂　87
环磷腺苷　注射剂　154
环轮宁　注射剂　131
环丝氨酸　口服常释剂型　80
环酯红霉素　口服液体剂　71
缓解感冒症状的复方 OTC 制剂　141
缓解消化道不适症状的复方 OTC
　制剂　19
黄体酮　口服常释剂型　58
黄体酮　栓剂　58
黄体酮　注射剂　58
黄酮哌酯　口服常释剂型　59
磺胺醋酰钠　滴眼剂　144
磺胺多辛　口服常释剂型　70
磺胺多辛乙胺嘧啶　口服常释剂型　133
磺胺嘧啶　口服常释剂型　70
磺胺嘧啶　口服液体剂　70
磺胺嘧啶　注射剂　70
磺胺嘧啶锌　外用散剂、软膏剂　51
磺胺嘧啶银　软膏剂　50
磺胺嘧啶银　外用散剂　51
磺苄西林　注射剂　65
磺达肝癸钠　注射剂　23
茴三硫　口服常释剂型　19

J

肌氨肽苷　注射剂　129
肌苷　注射剂　101
吉法酯　口服常释剂型　3
吉非罗齐　口服常释剂型　47
吉非替尼　口服常释剂型　96
吉米沙星　口服常释剂型　74
吉西他滨　注射剂　89
己酸羟孕酮　注射剂　57
己酮可可碱　口服常释剂型、缓释控释
　剂型　40
己酮可可碱　注射剂　40
己烯雌酚　口服常释剂型　57

己烯雌酚　注射剂　57
加巴喷丁　口服常释剂型　120
加贝酯　注射剂　19
加兰他敏　口服常释剂型　129
加兰他敏　注射剂　129
甲氨蝶呤　口服常释剂型　104
甲氨蝶呤　注射剂　88
甲苯咪唑　口服常释剂型　134
甲地孕酮　口服常释剂型　58
甲睾酮　口服常释剂型　57
甲钴胺　口服常释剂型　28
甲钴胺　注射剂　28
甲基多巴　口服常释剂型　37
甲硫氨酸维 B_1　注射剂　8
甲氯芬酯　口服常释剂型　128
甲氯芬酯　注射剂　129
甲萘氢醌　口服常释剂型　24
甲泼尼龙　口服常释剂型　62
甲泼尼龙　注射剂　62
甲羟孕酮　口服常释剂型　58
甲羟孕酮　注射剂　58
甲巯咪唑　口服常释剂型　63
甲硝唑　口服常释剂型　132
甲硝唑　凝胶剂　55
甲硝唑　阴道泡腾片、栓剂　54
甲硝唑　注射剂　76
甲硝唑氯化钠　注射剂　76
甲硝唑葡萄糖　注射剂　76
甲氧苄啶　口服常释剂型　70
甲氧氯普胺　口服常释剂型　5
甲氧氯普胺　注射剂　5
甲氧明　注射剂　35
甲氧沙林　口服常释剂型　50
甲氧沙林　外用液体剂　50
甲异靛　口服常释剂型　97
甲状腺片　口服常释剂型　62
甲紫　外用液体剂　48
尖吻蝮蛇血凝酶　注射剂　25
间苯三酚　注射剂　4
间羟胺　注射剂　35

降纤酶　注射剂　22
胶体果胶铋　口服常释剂型　2
胶体果胶铋　口服液体剂　2
胶体磷［32P］酸铬　注射剂　156
结构脂肪乳（C6－24）　注射剂　31
结合雌激素/甲羟孕酮　口服常释
　剂型　58
结合雌激素　口服常释剂型　57
结核菌素纯蛋白衍生物　注射剂　153
金刚烷胺　口服常释剂型　121
金刚乙胺　口服常释剂型、口服液体剂、颗
　粒剂　82
金霉素　软膏剂　51
金霉素　眼膏剂　144
精氨酸　注射剂　32
精氨酸布洛芬　口服常释剂型、颗粒剂、口服
　散剂　107
精氨酸谷氨酸　注射剂　9
精蛋白锌胰岛素　注射剂　13
精制抗狂犬病血清　注射剂　85
精制抗蛇毒血清　注射剂　85
精制抗炭疽血清　注射剂　86
精制破伤风抗毒素　注射剂　85
肼屈嗪　口服常释剂型　38
肼屈嗪　注射剂　38
静注人免疫球蛋白（pH4）　注射剂　86
旧结核菌素　注射剂　153
枸橼酸铋钾　颗粒剂　1
枸橼酸铋钾　口服常释剂型　1
枸橼酸钾　缓释控释剂型、口服液体剂　19
枸橼酸钾　颗粒剂　18
枸橼酸苹果酸钙　口服常释剂型　19
聚苯乙烯磺酸钙　口服散剂　59
聚桂醇　注射剂　25
聚甲酚磺醛　外用液体剂、栓剂　55
聚卡波非钙　口服常释剂型　10
聚乙二醇　口服散剂　9
聚乙二醇干扰素 α2a　注射剂　100
聚乙二醇干扰素 α2b　注射剂　100
聚乙二醇化重组人粒细胞刺激因子
　注射剂　99
聚乙烯醇　滴眼剂　150
卷曲霉素　注射剂　80

K

卡巴拉汀　口服常释剂型　129
卡贝缩宫素　注射剂　61
卡比多巴　口服常释剂型　120
卡比马唑　口服常释剂型　63
卡泊芬净　注射剂　80
卡泊三醇　外用液体剂、软膏剂　50
卡铂　注射剂　92
卡介菌多糖核酸　注射剂　101
卡络磺钠（肾上腺色腙）　注射剂　25
卡络磺钠氯化钠　注射剂　25
卡络磺钠（肾上腺色腙）　口服常释
　剂型　25
卡马西平　缓释控释剂型　119
卡马西平　口服常释剂型　119
卡莫氟　口服常释剂型　89
卡莫司汀　注射剂　87
卡那霉素　注射剂　73
卡培他滨　口服常释剂型　89
卡前列甲酯　栓剂　56
卡前列素氨丁三醇　注射剂　56
卡替洛尔　滴眼剂　146
卡托普利　口服常释剂型　44
卡维地洛　口服常释剂型　43
咖啡酸　口服常释剂型　26
咖啡因　注射剂　128
开塞露　外用液体剂、灌肠剂　9
开塞露（甘油）　外用液体剂、灌肠剂　9
坎地沙坦酯　口服常释剂型　46
康柏西普　眼用注射液　148
糠馏油　软膏剂　54
糠酸莫米松　软膏剂　52
糠酸莫米松　吸入剂　136
糠甾醇　口服常释剂型　1
抗艾滋病用药　84
抗敌素　注射剂　77

抗蝮蛇毒血清　注射剂　85

抗狂犬病血清　注射剂　85

抗蝰蛇毒血清　注射剂　85

抗人T细胞兔免疫球蛋白　注射剂　103

抗炭疽血清　注射剂　86

抗五步蛇毒血清　注射剂　85

抗眼镜蛇毒血清　注射剂　85

抗乙肝免疫核糖核酸　注射剂　8

抗银环蛇毒血清　注射剂　85

可待因　口服常释剂型　140

可待因　口服液体剂　141

可待因　注射剂　114

可的松　口服常释剂型　62

可的松　眼膏剂、滴眼剂　145

可乐定　口服常释剂型　37

可乐定　贴剂、透皮贴剂　37

可愈　口服液体剂　141

克拉霉素　缓释控释剂型　72

克拉霉素　口服常释剂型、颗粒剂　71

克林霉素　口服常释剂型　72

克林霉素磷酸酯　口服常释剂型　72

克林霉素棕榈酸酯　口服常释剂型　72

克林霉素　注射剂　72

克林霉素磷酸酯　注射剂　72

克林霉素　软膏剂　53

克林霉素　外用液体剂　51

克林霉素棕榈酸酯　颗粒剂　72

克林霉素棕榈酸酯　口服液体剂　72

克仑特罗　栓剂　138

克罗米通　软膏剂　135

克霉唑　滴耳剂　150

克霉唑　口服常释剂型　1

克霉唑　软膏剂　48

克霉唑　贴剂　48

克霉唑　阴道片、栓剂　55

枯草杆菌、肠球菌二联活菌　口服常释
　剂型　12

枯草杆菌二联活菌　口服常释剂型　12

奎尼丁　口服常释剂型　34

奎宁　口服常释剂型　133

奎宁　注射剂　133

喹硫平　缓释控释剂型　123

喹硫平　口服常释剂型　123

L

拉贝洛尔　口服常释剂型　43

拉米夫定　口服常释剂型　83

拉莫三嗪　口服常释剂型　120

拉帕替尼　口服常释剂型　95

拉坦前列素　滴眼剂　146

拉西地平　口服常释剂型　43

拉氧头孢　注射剂　68

辣椒碱　软膏剂　114

来氟米特　口服常释剂型　102

来那度胺　口服常释剂型　104

来曲唑　口服常释剂型　99

赖氨匹林　注射剂　116

赖氨酸　注射剂　33

赖诺普利　口服常释剂型　45

赖诺普利氢氯噻嗪　口服常释剂型　45

兰索拉唑　口服常释剂型　3

兰索拉唑　口腔崩解片　3

兰索拉唑　注射剂　3

榄香烯　口服液体剂　91

榄香烯　注射剂　91

劳拉西泮　口服常释剂型　125

乐卡地平　口服常释剂型　43

雷贝拉唑　口服常释剂型　3

雷洛昔芬　口服常释剂型　59

雷米普利　口服常释剂型　45

雷奈酸锶　干混悬剂　110

雷尼替丁　口服常释剂型　2

雷尼替丁　注射剂　2

雷替曲塞　注射剂　88

雷珠单抗　注射剂　148

利巴韦林　滴眼剂　144

利巴韦林　口服常释剂型、颗粒剂　82

利巴韦林　注射剂　82

利多卡因　胶浆剂　113

利多卡因（Ⅰ）　胶浆剂　113

利多卡因　吸入剂、凝胶剂、外用液体剂　113

利多卡因　注射剂　34

利伐沙班　口服常释剂型　23

利福布汀　口服常释剂型　80

利福霉素　注射剂　80

利福喷丁　口服常释剂型　80

利福平　口服常释剂型　80

利福平（Ⅱ）　口服常释剂型　80

利福平　滴眼剂　144

利福平　注射剂　80

利福昔明　口服常释剂型、口服液体剂　10

利格列汀　口服常释剂型　15

利可君　口服常释剂型　28

利拉鲁肽　注射剂　15

利鲁唑　口服常释剂型　131

利奈唑胺　注射剂　77

利奈唑胺葡萄糖　注射剂　77

利奈唑胺　口服常释剂型　77

利培酮　口服常释剂型　124

利培酮　口服液体剂、口腔崩解片　124

利培酮　微球注射剂　124

利匹韦林　口服常释剂型　84

利塞膦酸钠　口服常释剂型　110

利托君　口服常释剂型　56

利托君　注射剂　56

利妥昔单抗　注射剂　94

利血平　口服常释剂型　37

利血平　注射剂　37

利扎曲普坦　口服常释剂型　118

联苯苄唑　外用液体剂、软膏剂　48

联苯双酯　口服常释剂型、滴丸剂　7

联磺甲氧苄啶　口服常释剂型　71

链霉蛋白酶　颗粒剂　12

链霉素　注射剂　72

两性霉素 B　脂质体注射剂　78

两性霉素 B　注射剂　78

亮丙瑞林　微球注射剂、缓释微球注射剂　98

亮菌甲素　注射剂　7

林旦　软膏剂　135

林可霉素　滴耳剂　150

林可霉素　滴眼剂　144

林可霉素　口服常释剂型　72

林可霉素　软膏剂　53

林可霉素　注射剂　72

磷霉素　口服常释剂型　77

磷霉素氨丁三醇　口服常释剂型　77

磷霉素　注射剂　77

磷霉素　口服散剂　77

磷霉素氨丁三醇　口服散剂　77

磷酸肌酸钠　注射剂　37

磷酸铝　凝胶剂　2

磷酸钠　口服液体剂、灌肠剂　10

膦甲酸钠　注射剂　83

膦甲酸钠氯化钠　注射剂　83

膦甲酸钠葡萄糖　注射剂　83

硫必利　口服常释剂型　124

硫必利　注射剂　124

硫代硫酸钠　注射剂　151

硫磺　软膏剂　53

硫利达嗪　口服常释剂型　122

硫氯酚　口服常释剂型　134

硫鸟嘌呤　口服常释剂型　88

硫喷妥钠　注射剂　112

硫普罗宁　口服常释剂型　8

硫普罗宁　注射剂　8

硫酸钡Ⅰ型　干混悬剂　155

硫酸钡Ⅱ型　干混悬剂　155

硫酸钡Ⅰ型　灌肠剂　155

硫酸镁　口服散剂、口服液体剂　9

硫酸镁　注射剂　18

硫酸锌　口服常释剂型、口服溶液剂　18

硫酸亚铁　缓释控释剂型　26

硫酸亚铁　口服常释剂型　26

硫糖铝　混悬凝胶剂　4

硫糖铝　颗粒剂　4

硫糖铝　口服常释剂型、口服液体剂　4

硫辛酸　注射剂　19

硫唑嘌呤　口服常释剂型　104

柳氮磺吡啶　口服常释剂型　11
柳氮磺吡啶　栓剂　11
六氟化硫微泡　注射剂　156
六甲蜜胺　口服常释剂型　97
卢帕他定　口服常释剂型　143
炉甘石　外用液体剂、软膏剂　54
卤米松／三氯生　软膏剂　52
卤米松　乳膏剂　52
铝碳酸镁　口服常释剂型、咀嚼片　2
氯胺酮　注射剂　112
氯苯那敏　口服常释剂型　141
氯苯那敏　注射剂　142
氯吡格雷　口服常释剂型　21
氯丙那林　口服常释剂型　138
氯丙嗪　口服常释剂型　121
氯丙嗪　注射剂　121
氯波必利　口服常释剂型　6
氯氮平　口服常释剂型　123
氯氮平　口腔崩解片　123
氯法齐明　口服常释剂型　82
氯化铵　口服常释剂型　60
氯化钙　注射剂　18
氯化琥珀胆碱　注射剂　109
氯化钾　口服常释剂型、缓释控释剂型、
　颗粒剂　18
氯化钾　注射剂　32
氯化钠　注射剂　32
氯化锶［89Sr］　注射剂　156
氯己定　外用液体剂　1
氯解磷定　注射剂　151
氯喹　口服常释剂型　133
氯喹　注射剂　133
氯雷他定　颗粒剂　143
氯雷他定　口服常释剂型　142
氯雷他定　口服液体剂　142
氯膦酸二钠　口服常释剂型　111
氯膦酸二钠　注射剂　111
氯霉素　滴眼剂　144
氯霉素　注射剂　64
氯霉素甘油　滴耳剂　150

氯霉素氢化可的松　滴耳剂　150
氯米芬　口服常释剂型　58
氯米帕明　口服常释剂型　126
氯米帕明　注射剂　126
氯诺昔康　注射剂　106
氯哌噻吨　注射剂　123
氯普鲁卡因　注射剂　113
氯普噻吨　口服常释剂型　123
氯普噻吨　注射剂　123
氯沙坦　口服常释剂型　46
氯沙坦氢氯噻嗪　口服常释剂型　46
氯硝柳胺　口服常释剂型　135
氯硝西泮　口服常释剂型　119
氯硝西泮　注射剂　119
氯唑西林　注射剂　66
罗格列酮　口服常释剂型　15
罗红霉素　颗粒剂　72
罗红霉素（Ⅱ）　颗粒剂　72
罗红霉素　口服常释剂型　72
罗库溴铵　注射剂　110
罗哌卡因　注射剂　114
罗匹尼罗　口服常释剂型、缓释控释
　剂型　121
罗沙替丁醋酸酯　注射剂　2
罗通定　口服常释剂型　117
罗通定　注射剂　117
螺内酯　口服常释剂型　39
咯萘啶　口服常释剂　133
咯萘啶　注射剂　133
洛贝林　注射剂　143
洛铂　注射剂　92
洛伐他汀　口服常释剂型　47
洛芬待因　口服常释剂型、缓释控释
　剂型　114
洛美沙星　滴耳剂　150
洛美沙星　口服常释剂型　74
洛美沙星　注射剂　74
洛莫司汀　口服常释剂型　87
洛哌丁胺　颗粒剂　11
洛哌丁胺　口服常释剂型　11

洛索洛芬　口服常释剂型　107

洛索洛芬　贴剂、贴膏剂　107

M

麻黄碱　滴鼻剂　135

麻黄碱　口服常释剂型　138

麻黄碱　注射剂　35

马破伤风免疫球蛋白　注射剂　86

马普替林　口服常释剂型、口服液
　体剂　126

马普替林　注射剂　127

吗啡　缓释控释剂型　114

吗啡　口服常释剂型　114

吗啡　口服液体剂　114

吗啡　栓剂　114

吗啡　注射剂　114

吗啉胍　口服常释剂型　84

吗啉硝唑氯化钠　注射剂　76

吗氯贝胺　口服常释剂型　127

吗替麦考酚酯　口服常释剂型、口服液
　体剂　102

麦角胺咖啡因　口服常释剂型　118

麦角新碱　注射剂　56

麦考酚钠　口服常释剂型　102

毛果芸香碱　滴眼剂　146

毛果芸香碱　口服常释剂型　146

毛果芸香碱　眼用凝胶剂　146

毛果芸香碱　注射剂　146

毛花苷丙　注射剂　34

矛头蝮蛇血凝酶　注射剂　25

煤焦油　外用液体剂、软膏剂　54

美法仑　口服常释剂型　87

美金刚　口服常释剂型、口服溶液剂　129

美罗培南　注射剂　70

美洛西林　注射剂　65

美洛西林舒巴坦　注射剂　66

美洛昔康　口服常释剂型　106

美沙拉秦(美沙拉嗪)　口服常释剂型、缓释
　控释剂型、缓控释颗粒剂、栓剂、灌肠剂
　11

美沙酮　口服常释剂型、口服液体剂　130

美沙酮　注射剂　130

美司钠(美司那)　注射剂　153

美托洛尔　缓释控释剂型　43

美托洛尔　口服常释剂型　42

美托洛尔　注射剂　42

美西律　口服常释剂型　34

门冬氨酸氨氯地平　口服常释剂型　43

门冬氨酸钾　注射剂　33

门冬氨酸钾镁　口服常释剂型　18

门冬氨酸钾镁　注射剂　33

门冬氨酸鸟氨酸　注射剂　8

门冬酰胺酶　注射剂　96

蒙脱石　口服常释剂型、颗粒剂　11

蒙脱石　口服散剂　10

蒙脱石　口服液体剂　11

孟鲁司特　咀嚼片、颗粒剂　139

孟鲁司特　口服常释剂型　139

咪达普利　口服常释剂型　45

咪达唑仑　口服常释剂型　126

咪达唑仑　注射剂　125

咪康唑　软膏剂　48

咪康唑　栓剂、阴道片、阴道泡腾片、阴道软
　胶囊　55

咪康唑　注射剂　78

咪唑立宾　口服常释剂型　105

咪唑斯汀　口服常释剂型、缓释控释
　剂型　142

糜蛋白酶　注射剂　33

米安色林　口服常释剂型　127

米氮平　口服常释剂型　127

米多君　口服常释剂型　35

米非司酮　口服常释剂型　59

米非司酮(Ⅱ)　口服常释剂型　59

米格来宁　口服常释剂型　117

米格列醇　口服常释剂型　15

米格列奈钙　口服常释剂型　16

米卡芬净　注射剂　80

米库氯铵　注射剂　110

米力农　注射剂　35

米力农氯化钠　注射剂　　35

米力农葡萄糖　注射剂　　35

米那普仑　口服常释剂型　　128

米诺地尔　口服常释剂型　　38

米诺环素　口服常释剂型、颗粒剂　　64

米曲菌胰酶　口服常释剂型　　12

米索前列醇　口服常释剂型　　56

米托蒽醌　注射剂　　92

米托蒽醌葡萄糖　注射剂　　92

灭菌注射用水　注射剂　　31

莫雷西嗪　口服常释剂型　　34

莫匹罗星　软膏剂　　51

莫沙必利　口服常释剂型、颗粒剂　　5

莫西沙星　注射剂　　74

莫西沙星氯化钠　注射剂　　74

莫西沙星　口服常释剂型　　74

木糖醇　注射剂　　154

N

那格列奈　口服常释剂型　　16

那屈肝素钙（那曲肝素钙）　注射剂　　20

那他霉素　滴眼剂　　144

纳布啡　注射剂　　115

纳洛酮　注射剂　　151

纳美芬　注射剂　　115

钠钾镁钙葡糖　注射剂　　32

奈达铂　注射剂　　92

奈替米星　注射剂　　73

萘丁美酮　缓释控释剂型　　108

萘丁美酮　口服常释剂型　　108

萘哌地尔　口服常释剂型　　38

萘普生　口服常释剂型、缓释控释
剂型　　107

萘普生氯化钠　注射剂　　107

脑蛋白水解物　注射剂　　132

脑蛋白水解物（Ⅰ、Ⅱ、Ⅲ）　注射剂　　132

脑蛋白水解物　口服常释剂型　　132

脑苷肌肽　注射剂　　130

尼尔雌醇　口服常释剂型　　57

尼卡地平　口服常释剂型、缓释控释

剂型　　44

尼卡地平　注射剂　　44

尼可地尔　口服常释剂型　　36

尼可刹米　注射剂　　143

尼麦角林　口服常释剂型、缓释控释
剂型　　41

尼美舒利　缓释控释剂型、颗粒剂　　108

尼美舒利　口服常释剂型　　108

尼莫地平　口服常释剂型　　43

尼莫地平　注射剂　　44

尼莫司汀　注射剂　　87

尼群地平　口服常释剂型　　43

尼群洛尔　口服常释剂型　　44

尼妥珠单抗　注射剂　　93

尼扎替丁　口服常释剂型　　2

黏菌素　口服常释剂型　　77

尿促性素　注射剂　　59

尿多酸肽　注射剂　　97

尿激酶　注射剂　　22

尿素　软膏剂　　49

凝血酶　外用冻干制剂　　24

牛肺表面活性剂　注射剂　　143

诺氟沙星　滴眼剂　　144

诺氟沙星　口服常释剂型　　73

诺氟沙星　软膏剂　　53

P

帕拉米韦氯化钠　注射剂　　84

帕立骨化醇　注射剂　　63

帕利哌酮　缓释控释剂型　　124

帕利哌酮　注射剂　　124

帕罗西汀　肠溶缓释片　　127

帕罗西汀　口服常释剂型　　127

帕洛诺司琼　注射剂　　6

帕米膦酸二钠　注射剂　　111

帕米膦酸二钠葡萄糖　注射剂　　111

帕尼培南倍他米隆　注射剂　　70

帕瑞昔布　注射剂　　107

帕司烟肼（对氨基水杨酸异烟肼）　口服常
释剂型　　81

帕珠沙星　注射剂　74

哌泊塞嗪　注射剂　122

哌甲酯　缓释控释剂型　128

哌甲酯　口服常释剂型　128

哌甲酯　注射剂　128

哌库溴铵　注射剂　110

哌喹　口服常释剂型　133

哌拉西林　注射剂　65

哌拉西林舒巴坦　注射剂　66

哌拉西林他唑巴坦　注射剂　66

哌罗匹隆　口服常释剂型　124

哌嗪　口服常释剂型、锭剂　134

哌替啶　注射剂　115

哌唑嗪　口服常释剂型　37

泮库溴铵　注射剂　110

泮托拉唑　口服常释剂型　3

泮托拉唑　注射剂　3

培哚普利　口服常释剂型　45

培美曲塞　注射剂　88

喷他脒　口服常释剂型　134

喷他脒　注射剂　134

喷他佐辛　注射剂　115

喷替酸钙钠　注射剂　151

喷托维林　口服常释剂型　140

喷托维林　口服液体剂　141

喷昔洛韦　软膏剂、凝胶剂　51

硼酸　外用液体剂、软膏剂　53

硼替佐米　注射剂　96

匹多莫德　口服常释剂型、口服液体剂、
　颗粒剂　101

匹伐他汀　口服常释剂型　47

匹维溴铵　口服常释剂型　4

平阳霉素　注射剂　92

泼尼松　口服常释剂型　62

泼尼松龙　滴眼剂　145

泼尼松龙　口服常释剂型　62

泼尼松龙(氢化泼尼松)　注射剂　62

破伤风抗毒素　注射剂　85

破伤风人免疫球蛋白　注射剂　86

扑米酮　口服常释剂型　118

葡醛内酯　口服常释剂型　8

葡醛内酯　注射剂　8

葡萄糖　口服散剂　154

葡萄糖　注射剂　31

葡萄糖氯化钠　注射剂　31

葡萄糖酸钙　颗粒剂　18

葡萄糖酸钙　口服常释剂型　18

葡萄糖酸钙　注射剂　18

葡萄糖酸锑钠　口服常释剂型　134

葡萄糖酸锑钠　注射剂　134

葡萄糖酸亚铁　口服常释剂型　27

普伐他汀　口服常释剂型　47

普拉睾酮　注射剂　57

普拉克索　缓释控释剂型　121

普拉克索　口服常释剂型　121

普拉洛芬　滴眼剂　145

普芦卡必利　口服常释剂型　10

普鲁卡因　注射剂　113

普鲁卡因胺　注射剂　34

普鲁卡因青霉素　注射剂　65

普罗布考　口服常释剂型　48

普罗雌烯　阴道片、阴道胶囊、阴道软胶囊、
　软膏剂　57

普罗碘铵　注射剂　149

普罗帕酮　口服常释剂型　34

普罗帕酮　注射剂　34

普萘洛尔　缓释控释剂型　42

普萘洛尔　口服常释剂型　42

普萘洛尔　注射剂　42

普瑞巴林　口服常释剂型　117

普适泰　口服常释剂型　60

普通胰岛素预混　注射剂　13

Q

七氟烷　吸入用溶液剂、吸入溶液剂、
　液体剂　112

七叶皂苷　口服常释剂型　42

七叶皂苷　注射剂　42

齐墩果酸　口服常释剂型　9

齐多夫定　口服液体剂　83

齐多夫定　注射剂　83

齐多拉米双夫定　口服常释剂型　84

齐拉西酮　口服常释剂型　122

齐拉西酮　注射剂　122

前列地尔　干乳剂　37

前列地尔　注射剂　36

羟苯磺酸　口服常释剂型　149

羟苄唑　滴眼剂　144

羟丁酸钠　注射剂　113

羟基脲　口服常释剂型　96

羟基喜树碱氯化钠　注射剂　91

羟甲烟胺　口服常释剂型　7

羟甲唑啉　吸入剂、滴鼻剂　135

羟考酮　口服常释剂型、缓释控释
　剂型　115

羟考酮　注射剂　115

羟氯喹　口服常释剂型　133

羟嗪　口服常释剂型　125

羟喜树碱　注射剂　91

羟乙基淀粉(130/0.4)氯化钠
　注射剂　29

羟乙基淀粉(20、40)氯化钠
　注射剂　29

羟乙基淀粉(200/0.5)氯化钠
　注射剂　29

羟乙膦酸钠　口服常释剂型　111

青蒿素　栓剂　133

青蒿素类药物　133

青霉胺　口服常释剂型　108

青霉素V　口服常释剂型、颗粒剂　65

青霉素　注射剂　65

青霉素皮试剂　注射剂　78

氢化可的松　口服常释剂型　62

氢化可的松　软膏剂　51

氢化可的松　注射剂　62

氢醌　软膏剂　54

氢氯噻嗪　口服常释剂型　39

氢吗啡酮　注射剂　115

庆大霉素　滴眼剂　144

庆大霉素　颗粒剂　73

庆大霉素　口服常释剂型　73

庆大霉素　注射剂　73

庆大霉素氟米龙　滴眼剂　145

秋水仙碱　口服常释剂型　110

巯嘌呤　口服常释剂型　88

巯乙胺　注射剂　151

曲安奈德　软膏剂　52

曲安奈德　吸入剂　136

曲安奈德　注射剂　62

曲安奈德新霉素　贴剂　52

曲安奈德益康唑　软膏剂　49

曲安西龙　口服常释剂型　62

曲安西龙　注射剂　62

曲伏前列素　滴眼剂　146

曲克芦丁　口服常释剂型　42

曲克芦丁　口服液体剂　42

曲克芦丁　注射剂　42

曲马多　口服常释剂型、缓释控释剂型　116

曲马多　口服液体剂　116

曲马多　注射剂　116

曲马多Ⅱ　缓释控释剂型　116

曲美布汀　口服常释剂型　4

曲美他嗪　口服常释剂型、缓释控释剂型　36

曲咪新　软膏剂　49

曲匹布通　口服常释剂型　4

曲普利啶　口服常释剂型　142

曲普瑞林　注射剂　98

曲妥珠单抗　注射剂　93

曲唑酮　口服常释剂型　128

屈昔多巴　口服常释剂型　120

去氨加压素　口服常释剂型　61

去氨加压素　吸入剂　61

去氨加压素　注射剂　61

去甲肾上腺素　注射剂　35

去甲万古霉素　注射剂　75

去氯羟嗪　口服常释剂型　142

去氢胆酸　口服常释剂型　7

去铁胺　注射剂　152

去痛片　口服常释剂型　116

去氧氟尿苷　口服常释剂型　89

去氧肾上腺素　注射剂　　35

去乙酰毛花苷　注射剂　　34

炔雌醇　口服常释剂型　　57

炔雌醇环丙孕酮　口服常释剂型　　58

炔诺酮　口服常释剂型、丸剂　　58

R

人狂犬病免疫球蛋白　注射剂　　86

人免疫球蛋白　注射剂　　86

人凝血酶原复合物　注射剂　　25

人凝血因子Ⅷ　注射剂　　24

人胎盘脂多糖　注射剂　　153

人纤维蛋白原　注射剂　　25

人血白蛋白　注射剂　　29

人用狂犬病疫苗（Vero细胞、地鼠肾细胞、鸡
　胚细胞、人二倍体细胞）　注射剂　　86

人中效胰岛素　注射剂　　13

绒促性素　注射剂　　58

柔红霉素　注射剂　　91

鞣酸加压素　吸入剂　　61

鞣酸加压素　注射剂　　61

肉毒抗毒素　注射剂　　85

乳果糖　口服散剂、口服液体剂　　10

乳酶生　口服常释剂型　　12

乳酸菌　阴道胶囊　　56

乳杆菌活菌　阴道胶囊　　56

乳酸钠　注射剂　　31

乳酸钠林格　注射剂　　31

瑞巴派特　口服常释剂型　　4

瑞波西汀　口服常释剂型　　128

瑞芬太尼　注射剂　　112

瑞格列奈　口服常释剂型　　16

瑞舒伐他汀　口服常释剂型　　47

S

塞来昔布　口服常释剂型　　108

塞替派　注射剂　　88

噻吗洛尔　滴眼剂　　146

噻奈普汀　口服常释剂型　　128

噻托溴铵　吸入剂、粉雾剂　　137

赛庚啶　口服常释剂型　　142

赛洛多辛　口服常释剂型　　60

赛洛唑啉　滴鼻剂　　135

三氟拉嗪　口服常释剂型　　122

三尖杉酯碱　注射剂　　91

三磷酸胞苷　注射剂　　154

三磷酸腺苷　注射剂　　154

色甘酸钠　滴鼻剂　　136

色甘酸钠　滴眼剂　　147

色甘酸钠　吸入剂　　137

沙丁胺醇　缓释控释剂型　　138

沙丁胺醇（Ⅱ）　缓释控释剂型　　138

沙丁胺醇　粉雾剂　　137

沙丁胺醇　口服常释剂型　　137

沙丁胺醇Ⅱ　口服常释剂型　　137

沙丁胺醇　吸入剂　　136

沙丁胺醇　注射剂　　138

沙格雷酯　口服常释剂型　　21

沙格列汀　口服常释剂型　　15

沙奎那韦　口服常释剂型　　83

沙利度胺　口服常释剂型　　105

沙美特罗　吸入剂　　137

沙美特罗替卡松　吸入剂　　137

鲨肝醇　口服常释剂型　　101

山莨菪碱　口服常释剂型　　5

山莨菪碱　注射剂　　5

山梨醇　注射剂　　32

山梨醇铁　注射剂　　27

蛇毒血凝酶　注射剂　　25

舍曲林　口服常释剂型　　127

肾上腺素　注射剂　　35

升华硫　软膏剂　　135

生长抑素　注射剂　　61

生物合成人胰岛素　注射剂　　13

生物合成高血糖素　注射剂　　63

参芎葡萄糖　注射剂　　24

十维铁　咀嚼片　　27

十一酸睾酮　口服常释剂型　　57

十一酸睾酮　注射剂　　57

十一烯酸　外用液体剂、软膏剂　　49

石杉碱甲　口服常释剂型　128

舒巴坦　注射剂　66

舒必利　口服常释剂型　123

舒必利　注射剂　124

舒芬太尼　注射剂　112

舒林酸　口服常释剂型、缓释控释
　剂型　105

舒洛地特　口服常释剂型　23

舒马普坦　口服常释剂型　118

舒托必利　注射剂　124

鼠神经生长因子　注射剂　131

双醋瑞因　口服常释剂型　108

双碘喹啉　口服常释剂型　132

双复磷　注射剂　151

双环醇　口服常释剂型　8

双环醇　注射剂　8

双氯芬酸　口服常释剂型　105

双氯芬酸　贴剂、凝胶剂、栓剂　109

双氯芬酸(Ⅰ、Ⅲ、Ⅳ、Ⅴ)　缓释控释剂型　105

双氯芬酸二乙胺　软膏剂、凝胶剂　109

双氯芬酸钠　滴眼剂　145

双嘧达莫　口服常释剂型　21

双嘧达莫　注射剂　21

双歧杆菌活菌　口服常释剂型　12

双歧杆菌乳杆菌三联活菌　口服常释
　剂型　12

双歧杆菌三联活菌　口服常释剂型　12

双歧杆菌三联活菌　口服散剂　12

双羟萘酸噻嘧啶　口服常释剂型、颗
　粒剂　134

双羟萘酸噻嘧啶　软膏剂、栓剂　134

双氢可待因　口服常释剂型、缓释控释
　剂型　115

双氢麦角胺　口服常释剂型　118

双氢青蒿素　口服常释剂型　133

双重造影产气　颗粒剂　156

双唑泰　阴道泡腾片　56

水飞蓟宾　口服常释剂型　8

水飞蓟宾葡甲胺　口服常释剂型　8

水溶性维生素　注射剂　17

水杨酸　软膏剂　48

顺铂　注射剂　92

顺铂氯化钠　注射剂　92

司可巴比妥　口服常释剂型　125

司来吉兰　口服常释剂型　121

司莫司汀　口服常释剂型　87

司他夫定　口服散剂　84

司坦唑醇　口服常释剂型　19

司维拉姆　口服常释剂型　152

丝裂霉素　注射剂　92

四环素　口服常释剂型　64

四环素　软膏剂　51

四环素醋酸可的松　软膏剂　51

四氢帕马丁　口服常释剂型　117

羧甲司坦　口服常释剂型、口服液
　体剂　140

缩宫素　喷雾剂　61

缩宫素　注射剂　61

索拉非尼　口服常释剂型　95

索他洛尔　口服常释剂型　42

索他洛尔　注射剂　42

T

他氟前列素　滴眼剂　146

他克莫司　滴眼剂　149

他克莫司　口服常释剂型、缓释控释
　剂型　104

他克莫司　软膏剂　54

他莫昔芬　口服常释剂型　98

坦度螺酮　口服常释剂型　125

坦洛新(坦索罗辛)　缓释控释剂型　60

坦洛新(坦索罗辛)　口服常释剂型　60

碳酸钙 D_3　口服常释剂型、颗粒剂　17

碳酸钙　口服常释剂型、颗粒剂　18

碳酸镧　咀嚼片　152

碳酸锂　缓释控释剂型　124

碳酸锂　口服常释剂型　124

碳酸氢钠　口服常释剂型　1

碳酸氢钠　注射剂　32

特比萘芬　口服常释剂型　49

特比萘芬　软膏剂　　49

特布他林　口服常释剂型　　137

特布他林　口服液体剂　　138

特布他林　吸入剂、粉雾剂　　137

特布他林　注射剂　　138

特拉唑嗪　口服常释剂型　　60

特利加压素　注射剂　　20

特洛伪麻　口服常释剂型　　141

替比夫定　口服常释剂型、口服液
　体剂　　84

替勃龙　口服常释剂型　　57

替格瑞洛　口服常释剂型　　21

替吉奥　口服常释剂型　　89

替加氟　注射剂　　89

替加氟氯化钠　注射剂　　89

替加氟　口服常释剂型　　89

替加氟　栓剂　　89

替加环素　注射剂　　64

替卡西林克拉维酸　注射剂　　66

替考拉宁　注射剂　　75

替罗非班　注射剂　　21

替罗非班氯化钠　注射剂　　21

替米沙坦　口服常释剂型　　46

替米沙坦氢氯噻嗪　口服常释剂型　　46

替莫唑胺　口服常释剂型　　88

替尼泊苷　注射剂　　90

替诺福韦二吡呋酯　口服常释剂型　　84

替普瑞酮　口服常释剂型　　4

替硝唑　注射剂　　76

替硝唑氯化钠　注射剂　　76

替硝唑葡萄糖　注射剂　　76

替硝唑　口服常释剂型　　76

替硝唑　外用液体剂　　1

替硝唑　阴道泡腾片、栓剂　　55

替扎尼定　口服常释剂型　　110

天麻素　口服常释剂型　　131

天麻素　注射剂　　131

铁羧葡胺　注射剂　　155

酮康唑　软膏剂　　49

酮咯酸氨丁三醇　注射剂　　105

酮替芬　滴眼剂　　147

酮替芬　口服常释剂型　　142

酮替芬　吸入剂　　142

头孢氨苄　口服常释剂型、颗粒剂　　66

头孢吡肟　注射剂　　69

头孢丙烯　咀嚼片　　68

头孢丙烯　口服常释剂型、口服液体剂、
　颗粒剂　　67

头孢地尼　口服常释剂型、颗粒剂　　68

头孢地嗪　注射剂　　69

头孢呋辛　注射剂　　67

头孢呋辛酯　口服常释剂型　　67

头孢呋辛酯　口服液体剂、颗粒剂　　67

头孢甲肟　注射剂　　69

头孢克洛　咀嚼片　　68

头孢克洛　口服常释剂型、缓释控释剂型、口
　服液体剂、颗粒剂　　67

头孢克洛Ⅱ　缓释控释剂型　　68

头孢克肟　口服常释剂型、口服液体剂、
　颗粒剂　　68

头孢拉定　口服常释剂型　　67

头孢拉定　口服液体剂、颗粒剂　　67

头孢拉定　注射剂　　67

头孢硫脒　注射剂　　67

头孢美唑　注射剂　　68

头孢孟多酯　注射剂　　68

头孢米诺　注射剂　　68

头孢哌酮　注射剂　　69

头孢哌酮舒巴坦　注射剂　　68

头孢哌酮他唑巴坦　注射剂　　69

头孢匹胺　注射剂　　69

头孢匹罗　注射剂　　69

头孢羟氨苄　咀嚼片　　67

头孢羟氨苄　口服常释剂型、颗粒剂　　67

头孢曲松　注射剂　　68

头孢曲松舒巴坦　注射剂　　69

头孢噻肟　注射剂　　68

头孢噻肟舒巴坦　注射剂　　69

头孢他啶　注射剂　　68

头孢替安　注射剂　　68

头孢西丁　注射剂　68
头孢唑林　注射剂　67
头孢唑肟　注射剂　69
兔抗人胸腺细胞免疫球蛋白
　　注射剂　103
托吡卡胺　滴眼剂　147
托吡酯　口服常释剂型　120
托泊替康　口服常释剂型　90
托泊替康　注射剂　90
托伐普坦　口服常释剂型　40
托拉塞米　口服常释剂型　39
托拉塞米　注射剂　39
托莫西汀　口服常释剂型　128
托瑞米芬　口服常释剂型　99
托特罗定　口服常释剂型、缓释控释
　　剂型　59
托烷司琼　口服常释剂型、口服液体剂　6
托烷司琼　注射剂　6
托西溴苄铵　注射剂　34
妥布霉素　眼膏剂、滴眼剂　144
妥布霉素　注射剂　73
妥布霉素地塞米松　眼膏剂、滴眼剂　145
妥拉唑啉　注射剂　41

W

万古霉素　注射剂　75
维A酸　口服常释剂型　96
维A酸　软膏剂、凝胶剂　53
维格列汀　口服常释剂型　15
维库溴铵　注射剂　109
维拉帕米　缓释控释剂型　44
维拉帕米　口服常释剂型　44
维拉帕米　注射剂　44
维生素AD　口服常释剂型、口服液
　　体剂　18
维生素A　口服常释剂型　17
维生素A棕榈酸酯　眼用凝胶剂　149
维生素 B_{12}　口服常释剂型　28
维生素 B_{12}　注射剂　27
维生素 B_1　口服常释剂型　17

维生素 B_1　注射剂　16
维生素 B_2　口服常释剂型　16
维生素 B_2　注射剂　17
维生素 B_4（腺嘌呤）　口服常释剂型　101
维生素 B_6　口服常释剂型　17
维生素 B_6　注射剂　16
维生素C　口服常释剂型　17
维生素C　注射剂　16
维生素 D_2　口服常释剂型　16
维生素 D_2　注射剂　16
维生素 D_3　口服常释剂型　17
维生素 D_3　注射剂　16
维生素E　口服常释剂型　18
维生素 K_1　口服常释剂型　25
维生素 K_1　注射剂　25
文拉法辛　口服常释剂型、缓释控释
　　剂型　128
乌苯美司　口服常释剂型　101
乌拉地尔　口服常释剂型、缓释控释
　　剂型　38
乌拉地尔　注射剂　38
乌洛托品　口服常释剂型　78
乌司他丁　注射剂　19
五氟利多　口服常释剂型　123
戊酸雌二醇　口服常释剂型　58
戊乙奎醚　注射剂　152

X

西吡氯铵　外用液体剂　1
西达本胺　口服常释剂型　97
西地碘　含片　1
西格列汀　口服常释剂型　15
西拉普利　口服常释剂型　45
西罗莫司　口服常释剂型、口服液
　　体剂　102
西洛他唑　口服常释剂型　22
西那卡塞　口服常释剂型　63
西尼地平　口服常释剂型　44
西沙必利　口服常释剂型　6
西酞普兰　口服常释剂型　127

西替利嗪　口服常释剂型　142

西替利嗪　口服液体剂　143

硒酵母　口服常释剂型　17

烯丙雌醇　口服常释剂型　58

烯丙吗啡　注射剂　151

细胞色素C　注射剂　154

细辛脑　注射剂　139

纤溶酶　注射剂　23

腺苷　注射剂　37

腺苷蛋氨酸　口服常释剂型　19

腺苷蛋氨酸　注射剂　19

腺苷钴胺　口服常释剂型　28

腺苷钴胺　注射剂　28

香菇多糖　注射剂　102

消旋卡多曲　口服常释剂型、颗粒剂、口服
散剂　12

硝苯地平　口服常释剂型　43

硝苯地平（Ⅰ、Ⅱ、Ⅲ、Ⅳ）　缓释控释
剂型　44

硝呋太尔　口服常释剂型　55

硝呋太尔　阴道片　55

硝呋太尔制霉素　阴道软胶囊、栓剂　55

硝卡芥　注射剂　87

硝普钠　注射剂　38

硝酸甘油　口服常释剂型　35

硝酸甘油　舌下片剂　36

硝酸甘油　注射剂　35

硝酸异山梨酯　缓释控释剂型　36

硝酸异山梨酯　口服常释剂型　35

硝酸异山梨酯　注射剂　35

硝西泮　口服常释剂型　126

小檗胺　口服常释剂型　101

小檗碱　口服常释剂型　10

小儿氨酚黄那敏　颗粒剂　117

小儿布洛芬　栓剂　106

小儿大黄碳酸氢钠　口服常释剂型　1

小儿电解质补给　注射剂　33

小儿对乙酰氨基酚　口服常释剂型　117

小儿复方阿司匹林　口服常释剂型　116

小儿复方氨基酸（18AA－Ⅰ、18AA－Ⅱ）

注射剂　30

小儿复方氨基酸（19AA－Ⅰ）　注射剂　30

小儿复方磺胺甲噁唑　颗粒剂、口服
散剂　71

小儿复方磺胺甲噁唑　口服常释剂型　71

小儿碳酸钙 D_3　颗粒剂　17

小儿伪麻美芬　口服液体剂　141

小儿小檗碱　口服常释剂型　10

小儿异丙嗪　口服常释剂型　142

小牛血清去蛋白　眼用凝胶　149

小牛血清去蛋白　注射剂　132

小牛血去蛋白提取物　眼用凝胶　149

小诺霉素　注射剂　73

缬沙坦　口服常释剂型　46

缬沙坦氨氯地平Ⅰ(Ⅱ)　口服常释剂型　46

缬沙坦氢氯噻嗪　口服常释剂型　46

辛伐他汀　口服常释剂型　47

新霉素　口服常释剂型　10

新霉素　软膏剂　51

新斯的明　注射剂　130

A型肉毒毒素　注射剂　85

A型肉毒抗毒素　注射剂　85

胸腺法新　注射剂　101

熊去氧胆酸　口服常释剂型　6

溴吡斯的明　口服常释剂型　130

溴吡斯的明　注射剂　130

溴丙胺太林　口服常释剂型　4

溴芬酸钠　滴眼剂　145

溴己新　口服常释剂型　139

溴己新　注射剂　140

溴米那普鲁卡因　注射剂　5

溴莫尼定　滴眼剂　146

溴新斯的明　口服常释剂型　130

溴隐亭　口服常释剂型　56

血液滤过置换基础液　注射剂　33

血液滤过置换液　注射剂　33

Y

亚胺培南西司他丁　注射剂　70

亚甲蓝　注射剂　151

亚硫酸氢钠甲萘醌　口服常释剂型　25
亚硫酸氢钠甲萘醌　注射剂　25
亚砷酸(三氧化二砷)　注射剂　97
亚砷酸氯化钠　注射剂　97
亚硝酸钠　注射剂　151
亚硝酸异戊酯　吸入剂　151
亚叶酸钙　注射剂　153
亚叶酸钙氯化钠　注射剂　153
亚叶酸钙　口服常释剂型　153
烟酸　口服常释剂型、缓释控释剂型　41
烟酸　注射剂　41
烟酸肌醇酯　口服常释剂型　41
烟酰胺　口服常释剂型　17
烟酰胺　注射剂　17
氧氟沙星　滴耳剂　150
氧氟沙星　口服常释剂型　73
氧氟沙星　眼膏剂、滴眼剂　145
氧氟沙星　注射剂　73
氧化锌　软膏剂　49
氧化亚氮　气体剂型　113
药用炭　口服常释剂型、口服散剂　10
叶酸　口服常释剂型　27
叶酸　注射剂　28
液状石蜡　口服液体剂　10
伊班膦酸　注射剂　111
伊布利特　注射剂　34
伊达比星　注射剂　92
伊伐布雷定　口服常释剂型　37
伊立替康　注射剂　90
伊马替尼　口服常释剂型　96
伊曲康唑　口服常释剂型、颗粒剂　79
伊曲康唑　口服液体剂　79
伊曲康唑　注射剂　79
伊托必利　服常释剂型　6
依巴斯汀　口服常释剂型　143
依达拉奉　注射剂　131
依地酸钙钠　口服常释剂型　152
依地酸钙钠　注射剂　151
依酚氯铵　注射剂　130
依降钙素　注射剂　63

依美斯汀　滴眼剂　147
依美斯汀　缓释控释剂型　143
依米丁　注射剂　132
依那普利　口服常释剂型　45
依那普利氢氯噻嗪　口服常释剂型　45
依那普利氢氯噻嗪(Ⅱ)　口服常释剂型　45
依那普利叶酸　口服常释剂型　45
依诺肝素钠　注射剂　20
依诺沙星　注射剂　74
依帕司他　口服常释剂型　16
依匹斯汀　口服常释剂型　143
依沙吖啶　软膏剂　53
依沙吖啶　外用液体剂　53
依沙吖啶　注射剂　56
依替巴肽　注射剂　22
依替米星　注射剂　73
依托泊苷　口服常释剂型　90
依托泊苷　注射剂　90
依托芬那酯　软膏剂　109
依托考昔　口服常释剂型　108
依托咪酯　注射剂　113
依维莫司　口服常释剂型　102
依西美坦　口服常释剂型　99
依折麦布　口服常释剂型　48
胰蛋白酶　注射剂　33
胰岛素类似物预混　注射剂　13
胰激肽原酶　口服常释剂型　41
胰激肽原酶　注射剂　41
胰酶　口服常释剂型　12
乙胺吡嗪利福异烟　口服常释剂型　81
乙胺吡嗪利福异烟(Ⅱ)　口服常释剂型　81
乙胺丁醇　口服常释剂型　81
乙胺利福异烟　口服常释剂型　81
乙胺嘧啶　口服常释剂型　133
乙胺嘧啶　贴剂　133
乙胺嗪　口服常释剂型　134
乙琥胺　口服常释剂型、口服液体剂　119
乙哌立松　口服常释剂型　110
乙酰胺　注射剂　151
乙酰半胱氨酸　口服常释剂型、颗粒剂、

吸入剂　140

乙酰谷酰胺　注射剂　129

乙酰螺旋霉素　口服常释剂型　72

乙酰唑胺　口服常释剂型　146

乙酰唑胺　注射剂　146

乙型肝炎人免疫球蛋白　注射剂　86

异丙嗪　口服常释剂型　142

异丙嗪　注射剂　142

异丙肾上腺素　注射剂　35

异丙托溴铵　吸入剂　137

异氟烷　液体剂、吸入剂、吸入麻醉剂、溶液剂　112

异福(利福平异烟肼)　口服常释剂型　81

异福酰胺　口服常释剂型　81

异甘草酸镁　注射剂　8

异环磷酰胺　注射剂　87

异帕米星　注射剂　73

异维A酸　口服常释剂型　53

异维A酸　凝胶剂　54

异戊巴比妥　注射剂　125

异烟肼　口服常释剂型　81

异烟肼　注射剂　81

抑肽酶　注射剂　24

益康唑　软膏剂　49

益康唑　栓剂　56

因卡膦酸二钠　注射剂　111

吲达帕胺　口服常释剂型、缓释控释剂型　39

吲哚布芬　口服常释剂型　22

吲哚菁绿　注射剂　147

吲哚美辛　滴眼剂　145

吲哚美辛　口服常释剂型、缓释控释剂型、缓控释颗粒剂　105

吲哚美辛　软膏剂　109

吲哚美辛　栓剂　105

蚓激酶　口服常释剂型　23

茚达特罗　粉雾剂　138

英夫利西单抗　注射剂　103

罂粟碱　口服常释剂型　4

罂粟碱　注射剂　4

荧光素钠　注射剂　147

右丙亚胺(右雷佐生)　注射剂　153

右美沙芬　口服常释剂型、口服液体剂、颗粒剂、缓释混悬剂　140

右美托咪定　注射剂　126

右旋布洛芬　口服液体剂　107

右旋糖酐40氨基酸(低分子右旋糖酐氨基酸)　注射剂　29

右旋糖酐(20、40、70)氯化钠　注射剂　28

右旋糖酐(20、40、70)葡萄糖　注射剂　28

右旋糖酐铁　注射剂　27

右佐匹克隆　口服常释剂型　126

鱼肝油酸钠　注射剂　152

鱼精蛋白　注射剂　151

鱼石脂　软膏剂　54

鱼腥草素　口服常释剂型　77

ω-3鱼油脂肪乳　注射剂　30

孕三烯酮　口服常释剂型　59

Z

扎来普隆　口服常释剂型　126

扎鲁司特　口服常释剂型　139

樟脑　软膏剂、外用液体剂、醑剂　109

蔗糖铁　注射剂　27

脂肪乳(C14-24)[指大豆油]　注射剂　30

脂肪乳氨基酸葡萄糖　注射剂　31

脂溶性维生素I(II)　注射剂　17

制霉素　口服常释剂型　79

制霉素　阴道泡腾片、栓剂　55

中/长链脂肪乳(C6-24)　注射剂　30

中/长链脂肪乳(C8-24)　注射剂　30

中/长链脂肪乳(C8-24Ve)　注射剂　30

猪肺磷脂　注射剂　143

转化糖电解质　注射剂　154

紫杉醇　脂质体注射剂　90

紫杉醇　注射剂　90

左奥硝唑氯化钠　注射剂　76

左布比卡因　注射剂　114

左布诺洛尔　滴眼剂　146
左甲状腺素　口服常释剂型　62
左卡巴斯汀　吸入剂　136
左卡尼汀　注射剂　59
左西孟旦　注射剂　35
左西替利嗪　口服常释剂型　143
左西替利嗪　口服液体剂　143
左旋氨氯地平　口服常释剂型　44
左旋多巴/卡比多巴　口服常释剂型、缓释控
　释剂型　120
左旋多巴　口服常释剂型　120
左旋咪唑　口服常释剂型、口服液
　体剂　134

左氧氟沙星　滴耳剂　150
左氧氟沙星　滴眼剂　144
左氧氟沙星　口服常释剂型　73
左氧氟沙星　眼用凝胶　145
左氧氟沙星　注射剂　74
左氧氟沙星葡萄糖　注射剂　74
左氧氟沙星氯化钠　注射剂　74
左乙拉西坦　口服常释剂型　120
左乙拉西坦　口服液体剂　120
佐米曲普坦　口服常释剂型　118
佐匹克隆　口服常释剂型　126
唑吡坦　口服常释剂型　126
唑来膦酸　注射剂　111

二、中成药中文药名拼音索引

A

阿拉坦五味丸　248
阿娜尔妇洁液　249
艾迪注射液　223
艾附暖宫丸　231
艾愈胶囊　224
爱维心口服液　249
安多霖胶囊　224
安宫降压丸　207
安宫牛黄丸　178
安康欣胶囊　224
安坤颗粒　231
安坤赞育丸　231
安络化纤丸　167
安络痛片（胶囊）　241
安脑丸（片）　178
安神补脑片（胶囊、颗粒、液）　189
安神补心六味丸　248
安神补心丸（片、胶囊、颗粒）　188
安替可胶囊　223
安胃疡胶囊　181

澳泰乐片（胶囊、颗粒）　167

B

八宝丹、八宝丹胶囊　168
八宝眼药　233
八味沉香丸　245
八珍丸（片、胶囊、颗粒）　182
八珍益母膏　231
八珍益母丸（片、胶囊）　231
八正片（胶囊、颗粒）　213
巴特日七味丸　248
疤痕止痒软化乳膏　244
拔毒膏　219
拔毒生肌散　219
白百抗痨颗粒　173
白灵片（胶囊）　244
白脉软膏　245
百艾洗液　231
百合固金丸（片、颗粒、口服液）　183
百乐眠胶囊　189
百蕊颗粒　174
百癣夏塔热片（胶囊）　249

柏子养心丸(片、胶囊) 188

斑秃丸 244

板蓝根滴眼液 233

板蓝根颗粒 163

板蓝根片(口服液) 163

半夏天麻丸 208

宝儿康散 181

保妇康栓 230

保和丸(片、颗粒) 205

保济口服液 160

保济丸 160

保利尔胶囊 195

保宁半夏颗粒 172

葆宫止血颗粒 228

北豆根胶囊 237

鼻窦炎口服液 236

鼻咽清毒颗粒(鼻咽清毒剂) 236

鼻炎滴剂 236

鼻炎康片 235

鼻炎片 236

鼻渊舒胶囊(口服液) 236

鼻渊通窍颗粒 236

荜铃胃痛颗粒 203

萆薢分清丸 216

蓖麻油 162

痹祺胶囊 216

避瘟散 161

便通片(胶囊 162

表虚感冒颗粒 160

鳖甲煎丸 201

槟榔四消丸(片) 205

冰黄肤乐软膏 246

冰硼散 236

拨云退翳丸 233

补肺活血胶囊 183

补骨脂注射液 245

补脑安神片(胶囊) 189

补脾益肠丸 181

补肾固齿丸 183

补肾益脑丸(片、胶囊) 186

补心气口服液 191

补血生乳颗粒 227

补血益母颗粒 227

补血益母丸 227

补中益气片(合剂、口服液) 180

补中益气丸(颗粒) 180

C

苍苓止泻口服液 169

苍辛气雾剂 250

柴胡口服液(滴丸) 158

柴胡舒肝丸 202

柴胡注射液 157

柴黄片(胶囊、颗粒) 158

柴石退热颗粒 159

柴银颗粒(口服液) 158

蟾酥锭 219

产复康颗粒 231

肠康片(胶囊) 170

肠舒通栓 162

肠泰合剂 180

肠胃舒胶囊 169

肠炎宁胶囊 170

肠炎宁颗粒 169

常松八味沉香散 246

朝阳丸(胶囊) 202

沉香化滞丸 205

陈香露白露片 204

齿痛冰硼散 238

赤丹退黄颗粒 218

虫草菌发酵制剂 185

重楼解毒酊 166

除湿止痒软膏 244

川贝枇杷膏(片、胶囊、颗粒、糖浆) 174

川参通注射液 215

川射干黄酮胶囊 237

川芎茶调口服液 206

川芎茶调丸(散、片、颗粒) 206

川蛭通络胶囊 209

穿心莲内酯胶囊(滴丸) 163

穿心莲片(胶囊)　163

穿心莲丸　163

喘可治注射液　177

创灼膏　220

垂盆草片(颗粒)　168

椿乳凝胶　231

慈丹胶囊　223

刺五加脑灵液　188

刺五加片(胶囊、颗粒)　180

刺五加注射液　180

苁蓉通便口服液　162

苁蓉益肾颗粒　183

D

达立通颗粒　169

大补阴丸　183

大柴胡颗粒　218

大川芎片(口服液)　197

大黄䗪虫片(胶囊)　201

大黄䗪虫丸　201

大黄利胆片(胶囊)　168

大黄三味片　248

大黄通便片(胶囊、颗粒)　161

大活络丸(胶囊)　209

大月晶丸　246

大株红景天胶囊　191

代温灸膏　222

黛蛤散　166

丹参胶囊(颗粒、口服液、合剂、
　滴丸)　194

丹参片　194

丹参舒心胶囊　194

丹参酮胶囊　219

丹参益心胶囊　194

丹参注射液　194

丹灯通脑片(胶囊、滴丸)　197

丹莪妇康煎膏(颗粒)　228

丹红化瘀口服液　235

丹红注射液　194

丹黄祛瘀片(胶囊)·228

丹蒌片　201

丹鹿胶囊　232

丹鹿通督片　195

丹七片(胶囊、软胶囊)　194

丹田降脂丸　216

丹葶肺心颗粒　177

丹膝颗粒　208

丹香清脂颗粒　216

丹珍头痛胶囊　206

丹栀逍遥片(胶囊)　202

丹栀逍遥丸　202

胆康片(胶囊)　218

胆木浸膏片(胶囊)　164

胆宁片　218

胆石利通片(胶囊)　218

胆石通胶囊　218

胆舒片(胶囊、软胶囊)　218

胆胃康胶囊　168

当飞利肝宁片(胶囊)　168

当归补血丸(胶囊、颗粒、口服液)　182

当归苦参丸　244

当归龙荟丸(片、胶囊)　162

当归拈痛丸(颗粒)　210

当归丸　227

导赤丸　213

得生丸　228

灯心止血胶囊　190

灯银脑通胶囊　191

灯盏花素片　197

灯盏生脉胶囊　197

灯盏细辛合剂　200

灯盏细辛胶囊(颗粒、软胶囊)　197

灯盏注射制剂　197

滴通鼻炎水喷雾剂　236

地奥心血康胶囊　192

地榆槐角丸　218

地榆升白片(胶囊)　182

地贞颗粒　231

滇白珠糖浆　201

颠茄片　203

癫痫康胶囊　208

癫痫平片　208

跌打红药片　240

跌打活血散（胶囊）　239

跌打片　239

跌打七厘散（片）　239

跌打丸　239

跌打万花油　242

丁细牙痛胶囊　238

定喘膏　177

定坤丹　231

冬凌草片（胶囊）　164

都梁滴丸（软胶囊）　206

独活寄生丸（颗粒、合剂）　216

独一味丸（片、胶囊、颗粒、软胶囊）　190

杜仲降压片　185

杜仲颗粒　185

断血流片（胶囊、颗粒、口服液）　229

盾叶冠心宁片　193

E

阿归养血颗粒　186

阿胶补血颗粒　183

阿胶当归颗粒（合剂）　186

儿感退热宁颗粒（口服液）　158

儿脾醒颗粒　181

儿童清咽解热口服液　237

儿泻康贴膜　171

儿泻停颗粒　170

耳聋丸（胶囊）　235

耳聋左慈丸　235

二陈丸　172

二妙丸　210

二母宁嗽丸（片、颗粒）　176

二十味沉香丸　246

二十味肉豆蔻丸　246

二十五味大汤丸　246

二十五味儿茶丸　246

二十五味驴血丸　246

二十五味珊瑚丸（胶囊）　246

二十五味松石丸　246

二十五味珍珠丸　246

二至丸　184

F

防风通圣丸（颗粒）　159

肺力咳胶囊（合剂）　174

风寒感冒颗粒　157

风湿二十五味丸　248

风湿骨痛片（胶囊、颗粒）　210

风湿马钱片　211

风湿祛痛胶囊　210

风湿液　215

枫蓼肠胃康分散片（口服液）　170

枫蓼肠胃康片（胶囊、颗粒、合剂）　170

肤痒颗粒　244

肤痔清软膏　219

扶正化瘀片（胶囊）　194

妇康宁片　227

妇科调经胶囊（颗粒、滴丸）　227

妇科调经片　227

妇科断红饮胶囊　229

妇科千金片（胶囊）　229

妇科十味片　227

妇科再造胶囊　227

妇科再造丸　227

妇乐片（胶囊、颗粒）　229

妇女痛经丸（颗粒）　227

妇炎净胶囊　230

妇炎康复片　230

妇炎康片　230

妇炎平胶囊　229

妇炎平栓　230

妇炎舒片（胶囊）　229

妇炎消胶囊　229

妇阴康洗剂　230

附桂骨痛片（胶囊、颗粒）　210

附子理中丸（片）　171

复方阿胶浆　182

复方斑蝥胶囊　223

复方板蓝根颗粒　164

复方鳖甲软肝片　201

复方蟾酥膏　224

复方陈香胃片　203

复方川贝精片(胶囊)　177

复方川芎片(胶囊)　194

复方苁蓉益智胶囊　185

复方丹参喷雾剂　193

复方丹参片(胶囊、颗粒、滴丸)　192

复方丹参丸　193

复方胆通片(胶囊)　218

复方地龙片(胶囊)　191

复方杜仲健骨颗粒　243

复方杜仲片　185

复方风湿宁片(胶囊、颗粒)　211

复方风湿宁注射液　212

复方感冒灵片(胶囊、颗粒)　158

复方高滋斑片　249

复方红豆杉胶囊　223

复方红曲口服制剂　216

复方黄柏液涂剂　219

复方黄黛片　223

复方黄连素片　169

复方金钱草颗粒　213

复方卡力孜然酊　249

复方苦参注射液　223

复方罗布麻颗粒　207

复方罗布麻片　207

复方梅笠草片　213

复方木尼孜其颗粒　250

复方南星止痛膏　242

复方芩兰口服液　158

复方青黛片(胶囊)　244

复方沙棘籽油栓　230

复方伤痛胶囊　239

复方麝香注射液　179

复方石淋通片(胶囊)　213

复方双花片(颗粒、口服液)　164

复方天麻颗粒　212

复方田七胃痛片(胶囊)　203

复方土槿皮酊　244

复方胃痛胶囊　171

复方夏枯草膏　222

复方夏天无片　208

复方鲜竹沥液　174

复方香薷水　160

复方雪参胶囊　213

复方雪莲胶囊　210

复方血栓通胶囊　235

复方血栓通颗粒(软胶囊)　235

复方血栓通片　235

复方牙痛酊　238

复方益肝灵片(胶囊)　167

复方益母口服液　227

复方益母片(胶囊、颗粒)　227

复方银花解毒颗粒　164

复方皂矾丸　225

复方珍珠口疮颗粒　237

复方紫草油　245

复脉定胶囊　200

复明片(胶囊、颗粒)　234

G

甘桔冰梅片　237

甘露消毒丸　161

肝达康片(胶囊、颗粒)　203

肝复乐片(胶囊)　223

肝爽颗粒　167

肝苏丸(片、胶囊、颗粒)　167

肝泰颗粒　202

肝泰舒胶囊　168

感咳双清胶囊　158

感冒清片(胶囊)　157

感冒清热颗粒　158

感冒清热片(胶囊)　158

感冒疏风丸(片、胶囊、颗粒)　157

感冒止咳颗粒　159

肛安栓　220

肛泰栓(软膏)　221

葛根芩连丸(片、胶囊、颗粒、口服液)　170

葛根汤片（颗粒、合剂）　157

葛兰心宁软胶囊　195

葛酮通络胶囊　197

蛤蚧定喘胶囊　177

蛤蚧定喘丸　177

更年安片　231

更年安丸（胶囊）　231

宫颈炎康栓　230

宫瘤宁片（胶囊、颗粒）　232

宫瘤清片（胶囊、颗粒）　232

宫瘤消胶囊　232

宫血宁胶囊　229

宫炎平片（胶囊）　229

狗皮膏制剂　242

古汉养生精口服液　183

骨刺宁片（胶囊）　241

骨刺丸（片、胶囊）　243

骨康胶囊　243

骨龙胶囊　209

骨疏康胶囊（颗粒）　243

骨松宝胶囊（颗粒）　243

骨通贴膏　242

骨痛灵酊　242

骨仙片　243

骨友灵搽剂　242

骨愈灵片（胶囊）　243

骨折挫伤胶囊　239

骨质宁搽剂　242

固本咳喘片（胶囊、颗粒）　177

固本丸　186

固本益肠片（胶囊）　179

固本止咳膏　178

固肠止泻丸（胶囊）　179

固经丸　229

固肾定喘丸　177

瓜蒌皮注射液　201

瓜霜退热灵胶囊　178

关节克痹丸　211

关节止痛膏　210

冠脉宁片（胶囊）　193

冠心丹参片（胶囊、颗粒、滴丸）　193

冠心静片（胶囊）　191

冠心宁片　197

冠心宁注射液　197

冠心舒通胶囊　193

冠心苏合滴丸　195

冠心苏合丸（胶囊、软胶囊）　195

归脾片（胶囊、颗粒）　182

归脾丸（合剂）　182

归芪活血胶囊　191

归芍调经片　232

桂附地黄丸（片、胶囊、颗粒）　185

桂附理中丸　171

桂黄清热颗粒　164

桂林西瓜霜　164

桂龙咳喘宁颗粒　177

桂龙咳喘宁片（胶囊）　176

桂芍镇痫片　170

桂枝茯苓丸（片、胶囊）　227

桂枝颗粒　157

H

海桂胶囊　171

海昆肾喜胶囊　215

海珠喘息定片　177

寒喘祖帕颗粒　250

寒湿痹片（胶囊、颗粒）　210

寒水石二十一味散　248

蒿白伤湿气雾剂　212

和血明目片　234

荷丹片（胶囊）　217

荷叶丸　190

黑豆馏油软膏　245

黑骨藤追风活络胶囊　211

黑锡丹　177

恒古骨伤愈合剂　244

红核妇洁洗液　231

红花清肝十三味丸　248

红花逍遥片（胶囊、颗粒）　202

红花注射液　196

红金消结片（胶囊）　232

红药片（胶囊）　239

红药贴膏（气雾剂）　240

喉咽清颗粒（口服液）　237

喉炎丸　238

猴头健胃灵胶囊（片）　204

厚朴排气合剂　162

虎黄烧伤搽剂　219

虎力散、虎力散片（胶囊）　211

琥珀消石颗粒　221

护肝布祖热颗粒　250

护肝宁丸（片、胶囊）　167

护肝片（胶囊、颗粒）　167

护肝丸　167

护骨胶囊　243

花红片（胶囊、颗粒）　229

华蟾素片（胶囊）　223

华蟾素注射液　223

华佗再造丸　209

滑膜炎片（颗粒）　210

化风丹　208

化积颗粒（口服液）　205

化癥回生口服液　223

化滞柔肝颗粒　217

槐耳颗粒　225

槐角丸　190

槐榆清热止血胶囊　221

黄柏八味片　248

黄根片　195

黄厚止泻滴丸　170

黄葵胶囊　213

黄连上清丸（片、胶囊、颗粒）　162

黄连羊肝片　233

黄连羊肝丸　233

黄芪建中丸　171

黄芪片（颗粒）　180

黄芪注射液　225

黄氏响声丸　236

黄杨宁片　193

回生口服液　223

茴香橘核丸　222

活力苏口服液　189

活络丸　241

活络消痛胶囊　242

活心丸　196

活血风湿膏　240

活血解毒丸　164

活血舒筋酊　241

活血通脉片（胶囊）　201

活血止痛膏　242

活血止痛软胶囊　241

活血止痛散（片、胶囊）　241

藿胆丸（片、滴丸）　236

藿香正气滴丸　161

藿香正气口服液（软胶囊）　161

藿香正气片（胶囊、颗粒）　161

藿香正气水（丸）　160

J

积雪苷霜软膏　219

吉祥安坤丸　248

急支颗粒　174

急支糖浆　174

季德胜蛇药片　218

济生肾气丸（片）　184

加味天麻胶囊　211

加味逍遥丸（片、胶囊、颗粒）　202

加味左金丸　203

甲亢灵片　208

甲芪肝纤颗粒　168

健儿清解液　164

健儿消食合剂（口服液）　181

健脑安神片　190

健脾润肺丸　173

健脾生血片（颗粒）　181

健脾丸　181

健脾益肾颗粒　225

健脾止泻宁颗粒　181

健胃消炎颗粒　203

健胃愈疡胶囊（颗粒）　203

健胃愈疡片　203

健心合米尔高滋斑安比热片　250

降酶灵胶囊　168

降脂灵片（颗粒）　217

降脂通便胶囊　161

降脂通脉胶囊　217

绞股蓝总甙片（胶囊）　217

绞股蓝总苷胶囊（颗粒）　217

接骨七厘散（丸、片、胶囊）　239

洁白丸（胶囊）　246

洁尔阴洗　231

结肠宁　170

结核丸　183

结石康胶囊　221

结石通片（胶囊）　221

解毒活血栓　164

解毒烧伤软膏　219

解毒生肌膏　219

金蝉止痒胶囊　245

金胆片　218

金复康口服液　225

金刚藤糖浆　229

金刚藤丸（片、胶囊、颗粒）　229

金骨莲片（胶囊）　211

金喉健喷雾剂　237

金花明目丸　234

金黄利胆胶囊　168

金鸡片（胶囊、颗粒）　229

金匮肾气丸（片）　184

金莲花片（胶囊、颗粒、口服液、软胶囊）　164

金莲清热胶囊（颗粒）　164

金龙胶囊　223

金芪降糖丸（片、胶囊、颗粒）　186

金钱草片（胶囊、颗粒）　221

金钱胆通颗粒　221

金荞麦片（胶囊）　173

金嗓开音丸（片、胶囊、颗粒）　237

金嗓散结丸（片、胶囊、颗粒）　237

金锁固精丸　179

金天格胶囊　216

金胃泰胶囊　203

金乌骨通胶囊　210

金叶败毒颗粒　164

金英胶囊　230

金振口服液　175

津力达颗粒　186

筋骨伤喷雾剂　240

筋伤宁湿敷剂　240

京万红软膏　218

经舒胶囊（颗粒）　227

荆防颗粒（合剂）　157

荆肤止痒颗粒　245

荆花胃康胶丸　203

颈复康颗粒　241

颈舒颗粒　241

颈通颗粒　241

颈痛颗粒　241

九华膏　221

九华痔疮栓　221

九味肝泰胶囊　202

九味牛黄丸　246

九味羌活片（口服液）　157

九味羌活丸（颗粒）　157

九味双解口服液　159

九味熄风颗粒　206

九味镇心颗粒　188

九一散　219

救心丸　196

局方至宝丸　178

橘红痰咳颗粒（煎膏、液）　172

橘红丸（片、胶囊、颗粒）　174

K

开喉剑喷雾剂（含儿童型）　237

开胸顺气丸（胶囊）　205

康艾注射液　225

康尔心胶囊　195

康妇凝胶　230

康妇消炎栓　230

康妇炎胶囊　230

康复新液　219

康莱特软胶囊　223

康莱特注射液　224

康力欣胶囊　225

抗病毒片(颗粒、口服液)　164

抗病毒丸(胶囊)　164

抗妇炎胶囊　230

抗宫炎胶囊(颗粒)　230

抗宫炎片　230

抗骨髓炎片　164

抗骨增生片(颗粒)　243

抗骨增生丸(胶囊)　243

抗骨质增生丸　243

抗狼疮散　211

壳脂胶囊　217

咳喘宁、咳喘宁片(胶囊、颗粒、合剂、口服液)　177

咳喘顺丸　177

咳特灵胶囊　174

渴络欣胶囊　186

克咳片(胶囊)　173

克痢痧胶囊　170

克淋通胶囊　213

口腔溃疡散　238

口腔炎气雾剂(喷雾剂)　238

口炎清颗粒　238

口炎清片(胶囊)　238

苦参软膏(凝胶)　230

苦碟子注射液　196

苦黄颗粒　168

苦黄注射液　168

快胃片　203

宽胸气雾剂　196

坤复康片(胶囊)　228

坤宁颗粒(口服液)　227

坤泰胶囊　231

昆仙胶囊　211

L

蓝芩颗粒(口服液)　164

乐脉丸(片、胶囊、颗粒)　193

雷公藤片　211

雷公藤多苷[甙]片　211

理气活血滴丸　193

理中片　171

理中丸　171

利胆排石散(片、胶囊、颗粒)　222

利胆片　168

利肺片　173

利肝隆片(胶囊、颗粒)　167

利脑心片(胶囊)　193

利舒康胶囊　246

连柏烧伤膏　219

连参通淋片　215

连花清瘟片(胶囊、颗粒)　166

连翘败毒丸(片、膏)　218

连芩珍珠滴丸　238

连知解毒胶囊　167

莲必治注射液　164

良附丸(滴丸)　171

灵泽片　215

灵芝片(口服液)　189

苓桂咳喘宁胶囊　177

流感丸　246

六合定中丸　161

六君子丸　181

六神胶囊　237

六神凝胶　219

六神丸　236

六味安消片　248

六味安消散(胶囊)　248

六味地黄胶囊(颗粒)　183

六味地黄片(口服液)　183

六味地黄丸　183

六味丁香片　164

六味能消丸(胶囊)　246

六味祛风活络膏　242

六味五灵片　184

六味香连胶囊　170

六一散　161

六应丸　219

龙胆泻肝丸(片、胶囊、颗粒)　168

龙牡壮骨颗粒　243

龙生蛭胶囊　191

龙心素胶囊　197

龙血竭散(片、胶囊)　239

龙血通络胶囊　197

龙珠软膏　219

癃闭舒片(胶囊)　215

癃清片(胶囊)　213

驴胶补血颗粒　232

罗补甫克比日丸　250

罗浮山风湿膏药　210

螺旋藻片(胶囊)　225

裸花紫珠分散片　190

裸花紫珠胶囊(颗粒)　190

裸花紫珠片　190

裸花紫珠栓　190

M

麻黄止嗽丸(胶囊)　157

麻仁润肠丸(软胶囊)　162

麻仁丸(胶囊、软胶囊)　162

麻仁滋脾丸　162

麻杏宣肺颗粒　176

麻杏止咳糖浆　174

马栗种子提取物片　212

马应龙八宝眼膏　234

马应龙麝香痔疮膏　220

玛木然止泻胶囊　250

迈之灵片　212

麦味地黄丸(片、胶囊、口服液)　183

脉管复康片(胶囊)　197

脉君安片　206

脉络宁颗粒(口服液)　195

脉络宁注射液　195

脉络舒通丸(颗粒)　212

脉络通、脉络通片(胶囊、颗粒)　191

脉平片　196

脉血康肠溶片　198

脉血康胶囊　198

慢肝养阴片(胶囊)　184

慢肾宁合剂　187

玫瑰花口服液　250

梅花点舌丸(片、胶囊)　237

礞石滚痰片　179

礞石滚痰丸　179

泌淋胶囊(颗粒)　213

泌淋清胶囊　213

泌宁胶囊　213

蜜炼川贝枇杷膏　176

明目地黄丸　234

明目蒺藜丸　233

明目上清丸(片)　233

摩罗丹　203

木丹颗粒　191

木瓜丸(片)　210

木香槟榔丸　205

木香顺气颗粒　203

木香顺气丸　203

N

那如三味丸　248

脑安片(胶囊、颗粒、滴丸)　191

脑得生丸(片、胶囊、颗粒)　193

脑乐静　189

脑立清丸(片、胶囊)　207

脑脉利颗粒　198

脑脉泰胶囊　191

脑栓康复胶囊　201

脑栓通胶囊　201

脑心清片(胶囊)　196

脑心通丸(片、胶囊)　191

脑血康丸(片、胶囊、颗粒、口服液、滴丸)　201

脑血疏口服液　201

内消瘰疬片　222

内消瘰疬丸　222

粘膜溃疡散　238

尿毒清颗粒　212

尿感宁颗粒　213

尿清舒颗粒　213

尿塞通片(胶囊)　215

尿石通丸　222

尿通卡克乃其片　250

宁泌泰胶囊　214

牛黄抱龙丸　206

牛黄降压丸(片、胶囊)　206

牛黄解毒丸(片、胶囊、软胶囊)　162

牛黄清感胶囊　158

牛黄清火丸　162

牛黄清胃丸　163

牛黄上清丸(片、胶囊)　162

牛黄蛇胆川贝液(片、胶囊、散、滴丸)　175

牛黄醒消丸　219

牛黄至宝丸　163

扭伤归胶囊　241

女金丸(片、胶囊)　231

女珍颗粒　231

暖宫七味丸(散)　248

诺迪康胶囊　246

诺迪康片(颗粒、口服液)　246

P

帕朱丸　246

排石颗粒　221

排石利胆片　222

盘龙七片　212

培元通脑胶囊　195

盆炎净片(胶囊、颗粒、口服液)　230

皮肤康洗液　245

皮敏消胶囊　245

枇杷叶膏　176

枇杷止咳胶囊(颗粒、软胶囊)　175

平肝舒络丸　202

平消片(胶囊)　223

平眩胶囊　207

蒲参胶囊　217

蒲地蓝消炎口服液　166

普济痔疮栓　221

普乐安片(胶囊)　215

Q

七厘散(胶囊)　239

七十味珍珠丸　247

七味红花殊胜散(丸)　247

七味通痹口服液　210

七叶神安滴丸　189

七叶神安片　189

七制香附丸　227

芪参胶囊　192

芪参益气滴丸　192

芪冬颐心颗粒(口服液)　186

芪骨胶囊　243

芪胶升白胶囊　185

芪苈强心胶囊　194

芪龙胶囊　192

芪明颗粒　234

芪蓉润肠口服液　162

芪珍胶囊　225

芪蛭降糖片(胶囊)　186

气滞胃痛片(胶囊、颗粒)　203

杞菊地黄口服液　184

杞菊地黄丸(片、胶囊)　184

启脾丸(口服液)　181

千柏鼻炎片　236

千金止带丸　232

千喜胶囊　165

前列安栓　214

前列安通片(胶囊)　214

前列倍喜胶囊　214

前列癃闭通片(胶囊、颗粒)　215

前列平胶囊　214

前列舒乐片(胶囊、颗粒)　215

前列舒通胶囊　214

前列舒丸　214

前列泰丸(片、胶囊、颗粒)　214

前列通片(胶囊)　214

前列欣胶囊　215

茜芷胶囊　229

茜芷片　229

强肝丸(片、胶囊、颗粒)　185

强骨胶囊　243

强骨生血口服液　185

强力定眩片(胶囊)　207

强力枇杷膏(蜜炼)　173

强力枇杷胶囊(颗粒)　173

强力枇杷露　173

强力天麻杜仲丸(胶囊)　208

强肾片　185

芩暴红止咳颗粒(口服液)　175

芩香清解口服液　158

秦归活络口服液　206

青黛散　237

青龙蛇药片　219

青鹏膏剂(软膏)　247

清肺消炎丸　175

清肺抑火丸(片、胶囊)　166

清肝降压胶囊　207

清感九味丸　248

清喉咽颗粒　237

清火胶囊　163

清开灵片(胶囊、颗粒)　163

清开灵软胶囊　165

清开灵注射液　163

清咳平喘颗粒　176

清脑复神液　188

清脑降压片(胶囊、颗粒)　207

清宁丸　163

清气化痰丸　175

清热八味丸(散、胶囊)　248

清热解毒口服液　165

清热解毒片(胶囊、颗粒)　163

清热解毒注射液　165

清热卡森颗粒　250

清热散结片(胶囊)　165

清热通淋丸(片、胶囊)　214

清热消炎宁片　166

清瘟解毒丸(片)　165

清心沉香八味丸(散)　248

清宣止咳颗粒　174

清咽滴丸　237

清咽润喉丸　237

清胰利胆丸　169

清音丸　237

清浊祛毒丸　214

秋泻灵颗粒　179

祛风止痛丸(片、胶囊)　206

祛痰灵口服液　173

祛痰止咳胶囊　173

祛痰止咳颗粒　173

祛瘀散结胶囊　233

全天麻片(胶囊)　207

R

热毒宁注射液　165

热淋清片(胶囊、颗粒)　214

人参归脾丸　185

人参健脾丸(片)　181

人参养荣丸　186

人参再造丸　209

仁青常觉　247

肉蔻五味丸　248

如意金黄散　220

如意珍宝丸　247

乳核散结片(胶囊)　232

乳康丸(片、胶囊、颗粒)　232

乳块消片(胶囊、颗粒)　232

乳块消丸　232

乳宁片(胶囊)　232

乳宁丸(颗粒)　232

乳癖散结片(胶囊、颗粒)　233

乳癖消片(胶囊、颗粒)　232

乳癖消丸　233

乳增宁片(胶囊)　233

润肺膏　176

润肺止咳胶囊　176

润燥止痒胶囊　245

S

三拗片　177

三黄膏（丸）　161

三黄片（胶囊）　161

三金颗粒　214

三金片（胶囊）　213

三九胃泰胶囊　204

三九胃泰颗粒　203

三七丹参片　196

三七片（胶囊）　190

三七伤药片（胶囊、颗粒）　239

三七通舒胶囊　198

三七血伤宁散（胶囊）　190

三七皂苷口服制剂　198

三七皂苷注射制剂　197

三蛇胆川贝糖浆　175

三十五味沉香丸　247

散风活络丸　209

散风通窍滴丸　236

散结乳癖膏　233

散结镇痛胶囊　228

散痛舒胶囊（分散片）　242

桑葛降脂丸　217

桑菊感冒合剂　159

桑菊感冒丸（片、颗粒）　158

扫日劳清肺止咳胶囊　249

涩肠止泻散　179

沙棘颗粒　249

山绿茶降压片（胶囊）　207

珊瑚七十味丸　247

伤科接骨片　239

伤科灵喷雾剂　240

伤科七味片　240

伤痛宁胶囊（片）　240

上清丸（片、胶囊）　163

芍杞颗粒　234

少腹逐瘀丸（胶囊、颗粒）　228

蛇胆陈皮散（片、胶囊）　173

蛇胆陈皮液（口服液）　173

蛇胆川贝胶囊　175

蛇胆川贝枇杷膏　175

蛇胆川贝散（软胶囊）　175

蛇胆川贝液　174

麝香保心丸　191

麝香海马追风膏　209

麝香活血化瘀膏　240

麝香通心滴丸　196

麝香痔疮栓　219

麝香壮骨膏　244

麝香追风膏　211

麝香追风止痛膏　242

麝珠明目滴眼液　234

参倍固肠胶囊　179

参丹散结胶囊　224

参附注射液　172

参桂胶囊　194

参桂鹿茸丸　186

参连胶囊（颗粒）　223

参灵肝康胶囊　168

参苓白术片（胶囊）　180

参苓白术丸（散、颗粒）　180

参麦注射液　187

参芪扶正注射液　224

参芪肝康片（胶囊）　168

参芪降糖片（胶囊、颗粒）　186

参芪十一味片（胶囊、颗粒）　180

参芪五味子片（胶囊、颗粒）　189

参芍片（胶囊）　191

参蛇花痔疮膏　220

参松养心胶囊　187

参苏口服液　160

参苏片（胶囊）　160

参苏丸　160

参仙升脉口服液　195

参一胶囊　226

神农镇痛膏　240

神曲消食口服液　205

沈阳红药、沈阳红药片（胶囊）　239

肾安胶囊　214

肾复康片(胶囊) 214
肾康宁片(胶囊、颗粒) 216
肾康栓 212
肾康注射液 212
肾石通颗粒 222
肾石通丸(片) 222
肾舒颗粒 214
肾衰宁片(胶囊、颗粒) 192
肾炎安胶囊 213
肾炎康复片 216
肾炎舒片(胶囊、颗粒) 213
肾炎四味片(胶囊) 212
肾炎四味丸(颗粒) 212
肾炎消肿片 213
升血小板胶囊 182
生白颗粒(口服液、合剂) 225
生化丸 228
生肌散 220
生肌玉红膏 220
生脉饮(党参方)、生脉片(颗粒)
　(党参方) 186
生脉饮、生脉胶囊(颗粒) 188
生脉注射液 188
生血宝颗粒(合剂) 185
生血康口服液 226
生血宁片 182
湿毒清片(胶囊) 245
湿热痹片(胶囊、颗粒) 210
湿润烧伤膏 220
十滴水 161
十灰散(丸) 190
十味蒂达胶囊 247
十味黑冰片丸 247
十味龙胆花胶囊(颗粒) 247
十味玉泉片(胶囊) 187
十五味沉香丸 247
十五味黑药丸 247
十五味龙胆花丸 247
十香返生丸 179
十一味参芪片(胶囊) 180

石斛明目丸 234
石斛夜光颗粒 234
石斛夜光丸 234
石椒草咳喘颗粒 175
石淋通片(颗粒) 222
石榴补血糖浆 250
石榴健胃丸(片、胶囊、散) 247
石龙清血颗粒 207
舒胆片(胶囊) 169
舒尔经片(胶囊、颗粒) 228
舒肝调气丸 204
舒肝健胃丸 204
舒肝解郁胶囊 202
舒肝宁注射液 169
舒肝丸(散、片、颗粒) 202
舒肝止痛丸 204
舒筋活血丸(片、胶囊) 241
舒泌通胶囊 214
舒眠片(胶囊) 189
舒心口服液 192
舒心宁片 197
舒心通脉胶囊 197
疏风定痛丸 211
疏风活络片 206
疏风活络丸 206
疏风解毒胶囊 158
疏血通注射液 198
薯蓣皂苷口服制剂 193
双丹明目胶囊 235
双丹片(胶囊、颗粒) 194
双虎清肝颗粒 167
双黄连滴丸 159
双黄连滴眼剂 234
双黄连口服液 158
双黄连片(胶囊、颗粒、合剂) 158
双黄连注射液 158
双料喉风散 237
双苓止泻口服液 170
双石通淋胶囊 214
四季抗病毒合剂 166

四君子丸（颗粒） 180

四妙丸 210

四磨汤口服液 205

四逆散（颗粒） 172

四逆汤 172

四神丸（片） 185

四味土木香散 249

四物膏（片、胶囊、颗粒） 182

松龄血脉康胶囊 206

苏合香丸 179

苏黄止咳胶囊 174

苏子降气丸 177

速效救心丸 192

速效牛黄丸 178

速效心痛滴丸 196

速效牙痛宁酊 238

缩泉丸（胶囊） 180

T

泰脂安胶囊 217

痰热清注射液 166

糖脉康片（胶囊、颗粒） 187

烫疮油 220

烫伤油 220

藤黄健骨片 243

藤黄健骨丸（胶囊） 244

天丹通络片（胶囊） 198

天和追风膏 209

天黄猴枣散 208

天菊脑安胶囊 207

天麻钩藤颗粒 207

天麻首乌片 184

天麻丸（片、胶囊） 209

天麻醒脑胶囊 184

天麻壮骨丸 216

天麦消渴片 187

天芪降糖胶囊 187

天舒片（胶囊） 208

天王补心丹 188

天王补心丸（片） 188

天智颗粒 207

田七痛经胶囊 228

田七镇痛膏 240

甜梦胶囊（口服液） 189

调经活血片（胶囊） 228

调元大补二十五味汤散 249

通痹片（胶囊） 216

通便灵胶囊 161

通便宁片 161

通络骨质宁膏 211

通络开痹片 209

通络祛痛膏 212

通脉养心丸 182

通窍鼻炎片（胶囊、颗粒） 236

通窍耳聋丸 235

通塞脉片（胶囊、颗粒） 195

通天口服液 206

通心络片（胶囊） 191

通宣理肺口服液 172

通宣理肺丸（片、胶囊、颗粒）] 172

通滞苏润江片（胶囊） 250

痛风定片（胶囊） 210

痛风舒片 211

痛经宝颗粒 228

痛舒片（胶囊） 241

痛泻宁颗粒 179

痛血康胶囊 241

头风痛丸（胶囊） 206

头痛宁胶囊 208

退热清咽颗粒 238

脱牙敏糊剂 238

W

外用溃疡散 249

外用应急软膏 220

外用紫金锭 220

万氏牛黄清心丸（片） 178

万通筋骨片 210

万应胶囊 165

尪痹复康颗粒 216

尪痹片(胶囊、颗粒)　216
王氏保赤丸　205
威麦宁胶囊　224
维C银翘片(胶囊、颗粒)　158
维血宁(颗粒、合剂)　182
胃肠安丸　204
胃复春片(胶囊)　181
胃康胶囊　204
胃康灵丸(片、胶囊、颗粒)　204
胃力康颗粒　204
胃苏颗粒　203
胃疼宁片　204
胃痛宁片　204
胃祥宁颗粒　205
温胃舒片(胶囊、颗粒)　171
稳心颗粒　188
稳心片(胶囊)　188
翁沥通片(胶囊、颗粒)　214
乌鸡白凤颗粒　232
乌鸡白凤丸(片、胶囊)　231
乌金活血止痛片　241
乌兰十三味汤散　249
乌灵胶囊　189
乌梅丸　171
乌蛇止痒丸　245
五福化毒丸(片)　220
五海瘿瘤丸　222
五黄膏　220
五积丸　160
五加生化胶囊　227
五粒回春丸　159
五灵胶囊　167
五苓散(片、胶囊)　212
五味麝香丸　247
五酯丸(片、胶囊、颗粒)　167

X

西黄丸(胶囊)　222
西帕依固龈液　250
矽肺宁片　175

锡类散　218
豨红通络口服液　198
豨莶通栓丸(胶囊)　198
喜炎平注射液　165
夏枯草膏(片、胶囊、颗粒、口服液)　165
夏荔芪胶囊　215
夏天无眼药水　235
仙灵骨葆胶囊　243
仙灵骨葆颗粒　244
仙灵骨葆片　244
仙灵脾片　216
鲜益母草胶囊　228
痫愈胶囊　179
香丹注射液　192
香菇多糖胶囊　226
香菊片(胶囊)　236
香连化滞丸(片)　170
香连丸(片、胶囊)　169
香砂理中丸　171
香砂六君片　181
香砂六君丸　180
香砂平胃散　172
香砂平胃丸(颗粒)　172
香砂养胃软胶囊　172
香砂养胃丸(片、胶囊、颗粒)　171
香砂枳术丸　204
逍遥片(胶囊)　202
逍遥丸(颗粒)　202
消癌平分散片　224
消癌平丸(片、胶囊、颗粒)　224
消癌平注射液　224
消风止痒颗粒　245
消积洁白丸　249
消结安胶囊　233
消咳喘片(胶囊、颗粒)　173
消咳喘糖浆　173
消渴康颗粒　184
消渴清颗粒　187
消渴丸　186
消朦眼膏　234

消乳散结胶囊　233

消栓颗粒(肠溶胶囊)　192

消栓通络胶囊(颗粒)　198

消栓通络片　198

消栓再造丸　198

消痛贴膏　247

消眩止晕片　207

消炎利胆片(胶囊、颗粒)　218

消炎利胆软胶囊　218

消炎止痛膏　221

消银片(颗粒)　245

消瘀康片(胶囊)　201

消痔灵注射液　220

消痔栓(软膏)　221

消痔丸　221

消肿止痛酊　240

小败毒膏　220

小柴胡汤丸　159

小柴胡丸(片、胶囊、颗粒)　159

小儿百寿丸　159

小儿宝泰康颗粒　159

小儿柴桂退热颗粒(口服液)　160

小儿肠胃康颗粒　170

小儿跂翘清热颗粒　160

小儿导赤片　163

小儿定喘口服液　177

小儿肺咳颗粒　177

小儿肺热咳喘颗粒(口服液)　176

小儿肺热清颗粒　175

小儿扶脾颗粒　181

小儿腹泻散　180

小儿腹泻贴　171

小儿感冒颗粒　159

小儿感冒舒颗粒　159

小儿化毒散(胶囊)　163

小儿化食丸(口服液)　205

小儿黄龙颗粒　189

小儿金丹(小儿金丹片)　176

小儿金翘颗粒　238

小儿咳喘灵颗粒(口服液、合剂)　175

小儿七星茶颗粒(口服液、糖浆)　205

小儿清热感冒片　157

小儿清热利肺口服液　166

小儿清热止咳口服液(合剂、糖浆)　176

小儿热咳口服液　176

小儿热速清颗粒(口服液、糖浆)　159

小儿生血糖浆　182

小儿石蔻散　249

小儿双清颗粒　160

小儿香橘丸　204

小儿消积止咳颗粒　178

小儿消积止咳口服液　178

小儿消食片(颗粒)　205

小儿泻速停颗粒　169

小儿咽扁颗粒　238

小儿止咳糖浆　174

小儿至宝丸　157

小活络片　209

小活络丸　209

小建中颗粒　171

小建中片(胶囊)　171

小金丸(片、胶囊)　222

小青龙胶囊(颗粒)　172

哮喘丸　177

协日嘎四味汤胶囊　249

泻停胶囊　170

心安胶囊　196

心宝丸　195

心达康片(胶囊)　199

心可宁胶囊　195

心可舒片(胶囊)　193

心可舒丸(颗粒)　193

心灵丸　192

心脉隆注射液　192

心脉通片(胶囊)　196

心脑静片　189

心脑康片(胶囊)　199

心脑宁胶囊　193

心脑舒通片(胶囊)　199

心脑欣丸(片、胶囊)　185

心通颗粒(口服液) 187

心血宁片(胶囊) 196

心元胶囊 195

心悦胶囊 192

辛芩颗粒 236

辛芩片 236

辛夷鼻炎丸 236

新复方芦荟胶囊 162

新癀片 165

新清宁片(胶囊) 165

新生化颗粒 228

新生化片 228

新雪丸(片、胶囊、颗粒) 170

醒脑静注射液 178

醒脑再造丸(胶囊) 202

醒脾养儿颗粒 181

杏贝止咳颗粒 173

杏灵分散片 199

杏苏止咳颗粒(口服液、糖浆) 172

芎菊上清丸(片、颗粒) 159

熊胆舒肝利胆胶囊 169

熊胆眼药水 233

虚寒胃痛胶囊(颗粒) 171

虚汗停胶囊(颗粒) 187

宣肺止嗽合剂 173

玄麦甘桔胶囊(颗粒) 237

癣湿药水 245

眩晕宁片(颗粒) 184

雪胆素片 165

雪山金罗汉止痛涂膜剂 247

雪上花搽剂 240

血府逐瘀颗粒 193

血府逐瘀口服液 193

血府逐瘀丸(片、胶囊) 193

血脉通胶囊 197

血尿安片(胶囊) 215

血平片 229

血塞通胶囊 198

血塞通颗粒 198

血塞通片 198

血塞通软胶囊 198

血栓通胶囊 198

血栓心脉宁片(胶囊) 191

血脂康胶囊 216

血脂康片 217

血脂平胶囊 217

血滞通胶囊 217

Y

鸦胆子油乳注射液 224

鸦胆子油软胶囊(口服乳液) 224

咽立爽口含滴丸 238

延参健胃胶囊 181

延丹胶囊 196

岩鹿乳康片(胶囊) 233

炎可宁丸 166

炎宁糖浆 165

炎消迪娜儿糖浆 250

阳和解凝膏 222

养胃片(颗粒) 181

养胃舒胶囊(颗粒、软胶囊) 181

养心达瓦依米西克蜜膏 250

养心定悸胶囊(颗粒) 186

养心生脉颗粒 187

养心氏片 192

养血安神丸(片、颗粒、糖浆) 189

养血清脑丸(颗粒) 208

养血荣筋丸 208

养血饮口服液 225

养阴降糖片 187

养阴清肺膏(颗粒) 176

养阴清肺口服液(糖浆) 176

养阴清肺丸 176

养阴生血合剂 182

养正合剂 225

养正消积胶囊 225

腰痹通胶囊 241

腰肾膏 222

腰痛宁胶囊 241

野菊花栓 215

一捻金、一捻金胶囊　205

一清胶囊（颗粒）　163

一清片　163

胰胆舒胶囊（颗粒）　169

乙肝健片（胶囊）　167

乙肝宁颗粒　169

乙肝宁片　169

乙肝清热解毒片（胶囊、颗粒）　167

乙肝养阴活血颗粒　184

乙肝益气解郁颗粒　202

益胆片（胶囊）　218

益肺清化膏　226

益肝灵片（胶囊）　167

益肝灵软胶囊　168

益母草膏（片、胶囊、颗粒）　228

益母草注射液　228

益脑片（胶囊）　187

益气复脉胶囊（颗粒）　188

益气和胃胶囊　181

益气维血片（胶囊、颗粒）　182

益肾蠲痹丸　216

益肾十七味丸　249

益心巴迪然吉布亚颗粒　250

益心宁神片　188

益心舒片（胶囊、颗粒）　192

益心舒丸　192

益心酮分散片　200

益心丸（胶囊、颗粒）　192

益血生片（胶囊）　182

阴虚胃痛片（胶囊、颗粒）　184

茵陈五苓丸　169

茵莲清肝颗粒（合剂）　167

茵芪肝复颗粒　169

茵栀黄颗粒（口服液）　168

茵栀黄片（胶囊）　169

茵栀黄注射液　168

银丹心脑通软胶囊　193

银丹心泰滴丸　194

银花泌炎灵片　215

银黄口服液　166

银黄片（胶囊、颗粒）　166

银黄清肺胶囊　175

银黄丸　166

银黄注射液　166

银蒲解毒片　165

银翘解毒软胶囊　159

银翘解毒丸（片、胶囊、颗粒）　158

银翘解毒液（合剂）　159

银杏二萜内酯葡胺注射液　200

银杏蜜环口服溶液　199

银杏内酯注射液　200

银杏酮酯滴丸　199

银杏酮酯分散片　199

银杏酮酯胶囊　199

银杏酮酯颗粒　199

银杏酮酯片　199

银杏叶滴丸　199

银杏叶胶囊　199

银杏叶颗粒　199

银杏叶口服液　199

银杏叶口服制剂　199

银杏叶片　199

银杏叶提取物滴剂　199

银杏叶提取物片　199

银杏叶丸　199

银杏叶注射制剂　200

银盏心脉滴丸　200

婴儿健脾口服液　182

右归丸（胶囊）　185

瘀血痹片（胶囊、颗粒）　212

鱼鳞病片　245

鱼腥草滴眼液　234

鱼腥草注射液　166

玉屏风胶囊　160

玉屏风颗粒　160

玉屏风口服液　160

玉泉丸（片、胶囊、颗粒）　186

玉枢散　160

玉叶解毒颗粒　165

愈风宁心丸（片、胶囊、颗粒、滴丸）　196

愈伤灵胶囊　239

愈心痛胶囊　192

元胡止痛口服液　204

元胡止痛片(胶囊、颗粒、滴丸)　203

元七骨痛酊　240

越鞠保和丸　205

越鞠丸　202

云南白药、云南白药片(胶囊)　239

云南白药酊(膏、气雾剂)　240

云南红药胶囊　239

孕康颗粒(口服液)　232

晕痛定胶囊　207

晕痛定片　207

Z

再造生血片(胶囊)　182

再造丸　209

枣仁安神胶囊(颗粒)　188

枣仁安神液　189

泽桂癃爽片(胶囊)　215

扎冲十三味丸　249

展筋活血散　242

湛江蛇药　220

障眼明片(胶囊)　234

贞芪扶正片(胶囊、颗粒)　224

珍宝丸　249

珍黄安宫片　179

珍菊降压片　207

珍芪降糖胶囊　187

珍珠明目滴眼液　234

珍珠通络丸　249

振源片(胶囊)　187

镇咳宁胶囊(颗粒、口服液、糖浆)　172

镇脑宁胶囊　206

镇痛活络酊　242

正柴胡饮胶囊(合剂)　157

正柴胡饮颗粒　157

正骨水　242

正红花油　242

正清风痛宁缓释片　211

正清风痛宁片(胶囊)　211

正清风痛宁注射液　211

正天丸(胶囊)　208

正心泰片(胶囊、颗粒)　195

知柏地黄片(胶囊、颗粒)　183

知柏地黄丸　183

脂必泰胶囊　217

脂必妥胶囊　217

脂必妥片　217

脂康颗粒　217

止喘灵口服液　178

止喘灵注射液　178

止咳宝片　174

止咳橘红丸(胶囊、颗粒)　175

止咳枇杷糖浆　175

止咳丸(片、胶囊)　174

止嗽化痰丸(胶囊、颗粒)　176

止痛化癥片(胶囊、颗粒)　233

止血颗粒　228

止血祛瘀明目片　235

止血镇痛胶囊　190

枳实导滞丸　205

枳术宽中胶囊　204

枳术丸(颗粒)　204

治咳川贝枇杷露(滴丸)　174

治糜康栓　230

治伤胶囊　241

治伤软膏　242

致康胶囊　190

痔疮片(胶囊　221

痔疮栓　221

痔康片(胶囊)　221

痔宁片　221

痔血丸　220

智托洁白丸　247

中风回春丸(片、胶囊、颗粒)　209

中华跌打丸　241

中满分消丸　204

肿节风片(胶囊、颗粒)　165

肿节风注射液　166

肿痛安胶囊　208

肿痛气雾剂　240

重感灵片(胶囊)　159

朱砂安神丸(片)　190

珠黄散　238

珠珀猴枣散(小儿珠珀散)　170

猪苓多糖注射液　226

竹沥胶囊　175

逐瘀通脉胶囊　200

注射用丹参多酚酸盐　196

注射用红花黄色素　201

注射用黄芪多糖　226

注射用双黄连(冻干)　158

壮骨关节丸(胶囊)　244

壮骨麝香止痛膏　243

壮骨伸筋胶囊　216

壮骨止痛胶囊　244

壮腰健肾丸(片)　216

追风舒经活血片　242

追风透骨丸(片、胶囊)　210

滋肾育胎丸　232

滋心阴胶囊(颗粒、口服液)　184

紫地宁血散　190

紫金锭(散)　161

紫龙金片　224

紫雪、紫雪胶囊(颗粒)　178

祖卡木颗粒　250

祖师麻膏药　209

祖师麻片　209

祖师麻注射液　209

左归丸　183

左金丸(片、胶囊)　204

坐珠达西　248